100 entraînements
au poids du corps sans matériel
Volume 4
2021

Neila Rey | darebee.com

Traduit de l'anglais par **Natalia Tolu**

Imprimé au Royaume-Uni. Première impression 2021,
ISBN 10: 1-84481-174-3
ISBN 13: 978-1-84481-174-8

Avertissement et Clause de non-responsabilité. Bien que toutes les précautions aient été prises pour vérifier l'exactitude des informations contenues dans le présent document, l'auteur et l'éditeur déclinent toute responsabilité pour d'éventuelles erreurs ou omissions. L'auteur et l'éditeur déclinent également toute responsabilité pour les dommages ou blessures pouvant résulter de l'utilisation des informations contenues dans cette publication.

100 entraînements

1. Héros de l'action
2. Partout, à tout moment
3. Bras & Épaules
4. Éveillé & Vivant
5. Parce que cake
6. Fessiers au coucher
7. Évolution
8. Meilleure chose
9. Meilleur équilibre
10. Mieux que rien
11. Cardio en miniature
12. Eclatant
13. Choix hardi
14. Né pour courir
15. Brave aujourd'hui
16. Respirer aisément
17. Belle & Intelligente
18. Centenaire
19. Centré
20. Chaos
21. J'ai été choisi
22. Courage
23. Dose de cardio
24. Jour un
25. Dextérité
26. Relaxe
27. Urgence
28. Mollets épiques
29. Fessiers épiques
30. Héros au quotidien
31. Explorateur
32. Féroce
33. 5 minutes en plus
34. Bonjour

35. Belle matinée
36. Maintien parfait
37. Ici & Maintenant
38. Insomnie Yoga
39. Tendons en fer
40. Voyage
41. Gardien
42. Chevalier
43. Ours paresseux
44. Moins est plus
45. Permis de transpirer
46. Plus que les mots
47. Puissance des tendons
48. Fais-moi plaisir
49. Grabuge
50. Flux de mobilité
51. Allez !
52. Bouge-le !
53. M. Grognon
54. Mon propre héros
55. Mon heure
56. Niveau suivant
57. Biceps
58. Sans folie
59. Sans regrets
60. Un oiseau en colère
61. Une brave fille
62. Un coup de plus
63. Au rouleau
64. Dépasser
65. Planche: sélection
66. Plus de puissance
67. Préparation
68. Joli petit monstre

69. Pro Boxer
70. Protagoniste
71. Rage
72. La vie est belle
73. Récupération Yoga
74. Ré-Gén
75. Bonne place, bon temps
76. Tous ensemble
77. Sage
78. Chercher & Sauver
79. Prenez soin de vous
80. Sérénité
81. Objectifs fixés
82. Silence
83. Quelque chose
84. En éclats
85. Rester sain
86. Une histoire
87. Plus forte
88. Le jour J
89. Contrôle total
90. Athlétisme
91. Licorne
92. Détente
93. Haut & Bas
94. Force des tendons
95. Ce qui ne te tue pas
96. Entraînement que j'ai promis
97. Tout arrive
98. Ça le vaut bien
99. Lutteur
100. Zen

Introduction

Les exercices au poids du corps peuvent paraître faciles, mais si vous n'y êtes pas habitué, c'est moins aisé qu'il n'y paraît. C'est tout aussi intense que la course et c'est tout aussi difficile, donc si vous avez du mal avec cela au tout début, c'est parfaitement normal. Vous vous améliorerez une fois que vous commencerez à le faire régulièrement. Faites-le à votre rythme et prenez des pauses plus longues si vous en avez besoin.

Vous pouvez commencer par une seule séance individuelle de la collection et puis voir ce que vous ressentez. Si vous êtes nouveau dans l'entraînement au poids du corps, commencez toujours par une séance de niveau I (niveau de difficulté).

Vous pouvez choisir n'importe quel nombre de séances par semaine, généralement entre 3 et 5, et les alterner pour des résultats optimaux.

Certaines séances sont plus adaptées à la perte de poids et à la tonification, d'autres sont plus adaptées à la force, certaines font les deux. Pour vous faciliter le choix, elles ont toutes été classées par OBJECTIF. Utilisez ce principe pour créer un programme d'entraînement en fonction de votre besoin.

Les entraînements BRULE-GRAISSE et FORCE vous aideront à perdre du poids, à augmenter votre capacité pulmonaire et à améliorer votre tonus musculaire. Certains sont simplement plus spécialisés, mais cela ne signifie pas que vous devez vous concentrer exclusivement sur l'un ou l'autre. Quel que soit votre objectif avec l'entraînement au poids du corps, vous bénéficierez d'exercices qui produisent des résultats dans les deux domaines.

Pour une accessibilité maximale cette collection a été conçue pour être utilisé complètement sans équipement, de sorte que plusieurs exercices au poids du corps, comme les tractions, ont été exclus. Si vous voulez travailler davantage vos biceps et votre dos et que vous avez accès à une barre de traction, si vous avez une chez vous ou que vous pouvez en utiliser ailleurs, comme sur un terrain de jeu proche (barres de singe par exemple), en plus de votre entraînement vous pouvez faire des tractions en prise large et en prise serrée, 3 séries jusqu'à épuisement 2-3 fois par semaine avec jusqu'à 2 minutes de repos entre les séries. Vous pouvez également ajouter des tractions au début ou à la fin de chaque série d'un entraînement de force.

Tous les entraînements de cette collection conviennent aux hommes et aux femmes, aucune restriction d'âge ne s'applique.

Mode d'emploi

Les fiches d'entraînement (ou séance) (en anglais — workout) sont lues de gauche à droite et contiennent les informations suivantes: grille avec exercices (images), nombre de répétitions à côté de chacun, nombre de séries pour votre niveau de forme physique (I, II ou III) et temps de repos.

SAMPLE WORKOUT

NIVEAU I 3 sets **NIVEAU II** 5 sets **NIVEAU III** 7 sets **REPOS** jusqu'à 2 min

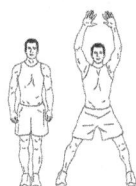

10 jumping jacks   **20** levés de genoux   **40** coups de mains serrées

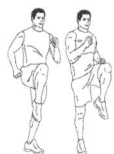

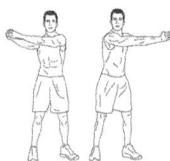

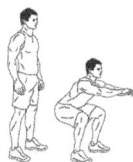

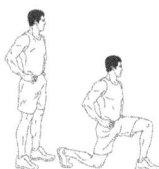

10 flexions   **20** fentes avant   **10-count** planche

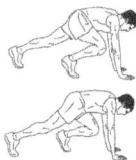

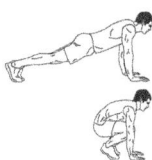

20 grimpeurs   **10** planches jump-ins   **10** pompes

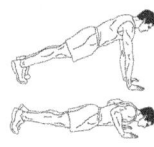

Niveaux de difficulté :

Niveau I : normal

Niveau II : difficile

Niveau III : avancé

1 SET (SERIE)

10 jumping jacks
20 levés de genoux (10 chaque jambe)
40 coups de mains serrées (20 de chaque côté)
10 flexions
20 fentes avant (10 chaque jambe)
planche en comptant jusqu'à 10
20 grimpeurs (10 chaque jambe)
10 planches jump-ins
10 pompes

2 minutes maximum de repos entre les séries (sets)
(30 secondes, 60 secondes ou 2 minutes, comme vous le sentez)

«Répétitions» signifie: combien de fois un exercice est effectué. Les répétitions sont généralement situés à côté du nom de chaque exercice. Le nombre de répétitions est toujours un nombre total pour les deux jambes / bras / côtés. Il est plus facile de compter de cette façon: par exemple s'il dit 20 grimpeurs, cela signifie que les deux jambes sont déjà comptées — c'est 10 répétitions par jambe.

«To falure» signifie: «répétitions jusqu'à épuisement» = votre maximum personnel, vous répétez le mouvement jusqu'à ce que vous ne puissiez plus le faire. Cela peut aller de un à vingt, ce qui s'applique normalement à des exercices plus difficiles. Le but est d'en faire le plus possible.

La transition d'un exercice à l'autre est une partie importante de chaque série — c'est souvent ce qui rend un entraînement particulier plus efficace. Les transitions sont soigneusement élaborées pour surcharger davantage des groupes musculaires spécifiques pour de meilleurs résultats. Par exemple, si vous voyez une planche suivie de pompes, cela signifie que vous commencez à effectuer des pompes juste après avoir fini avec la planche en évitant de laisser tomber votre corps sur le sol entre les deux.

Il n'y a pas de repos entre les exercices, seulement après les séries, sauf indication contraire. Vous devez terminer la série complète d'un exercice à l'autre aussi vite que possible avant de pouvoir vous reposer.

Que signifie «jusqu'à 2 minutes de repos»: cela signifie que vous pouvez vous reposer jusqu'à 2 minutes, mais plus tôt vous pourrez recommencer, mieux ce sera. Finalement, votre temps de récupération s'améliorera naturellement, vous n'aurez pas besoin des deux minutes pour récupérer — et cela indiquera également que votre condition physique s'améliore.

«10-count» signifie: maintenir en comptant jusqu'à 10, par exemple «20-count planche» signifie: planche maintenue en comptant jusqu'à 20.
«To fatigue planche» signifie: planche maintenue jusqu'à épuisement.
«10 levées de bras en planche» signifie: planche avec levées de bras en alternance (5 fois chaque bras = 10 pour les deux)

Vous pouvez trouver le lexique utilisé à la fin du livre.

Temps de repos recommandé:

Niveau I: 2 minutes ou moins

Niveau II: 60 secondes ou moins

Niveau III: 30 secondes ou moins

Si vous ne pouvez pas encore faire toutes les pompes au niveau I, il est parfaitement acceptable de faire des pompes sur les genoux à la place. La modification fait travailler les mêmes muscles qu'une pompe complète, mais réduit considérablement la charge, ce qui vous aide à vous y habituer. Il est également possible de passer aux pompes sur les genoux à tout moment si vous ne pouvez plus faire des pompes complètes dans les séries suivantes.

Bibliothèque d'exercices vidéo
http://darebee.com/exercises

1 Héros De L'action

Héros De l'Action est un entraînement de force et de tonification qui améliora aussi votre forme de fascia, la flexibilité de la colonne vertébrale, la stabilité du core et l'endurance de vos quadriceps. Allez aussi haut que possible à chaque squat sauté et déplacez tout votre corps derrière chaque coup de poing en pivotant sur le pied du côté du bras avec lequel vous frappez. Cela démarre assez facilement, mais la charge ne cessera de s'accumuler.

Objectif : Brûle-Graisse

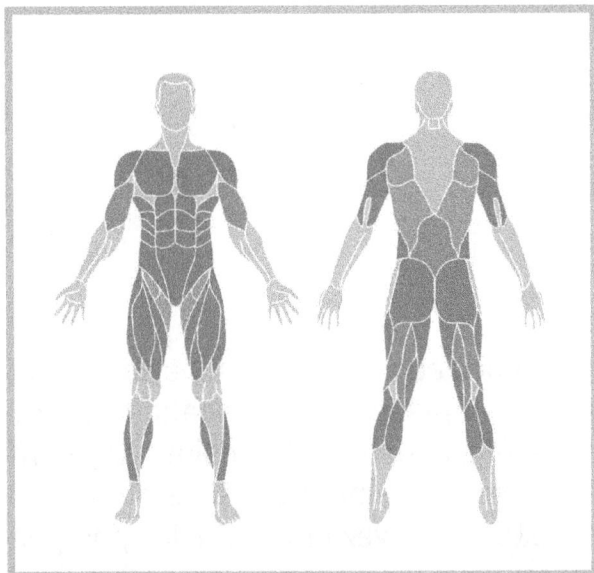

HÉROS
de l'action

DAREBEE ENTRAÎNEMENT
© darebee.com
NIVEAU I 3 séries
NIVEAU II 5 séries
NIVEAU III 7 séries
REPOS jusqu'à 2 minutes

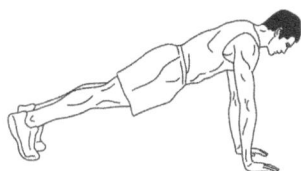

10-count planche

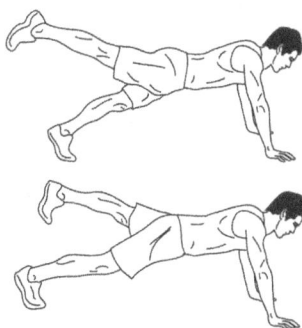

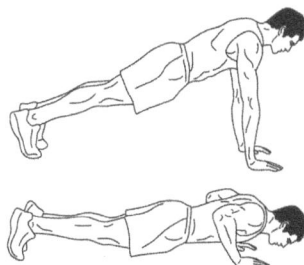

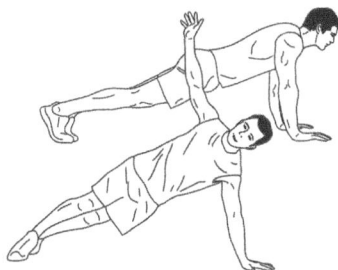

10 levées de jambe en planche

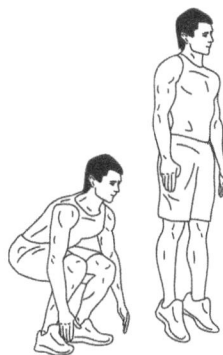

4 squats avec saut

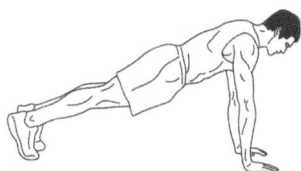

10-count planche

4 pompes

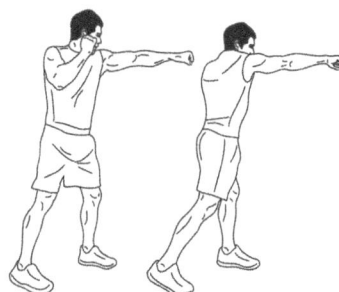

40 coups de poing

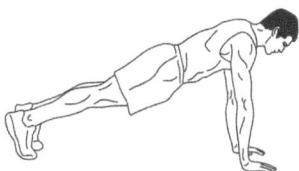

10-count planche

10 rotations en planche

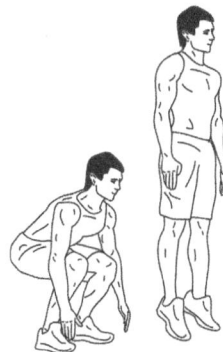

4 squats avec saut

10-count = "en comptant jusqu'à 10"

2   Partout, À Tout Moment

L'entraînement *Partout, à Tout Moment* est parfait pour les moments où vous avez besoin d'un entraînement que vous pouvez faire n'importe où, n'importe quand. D'une simplicité trompeuse, il met tout le corps au défi dans une série d'exercices qui testent les muscles, les tendons et les ligaments. Parfait comme entraînement de maintenance parmi les plus difficiles et exactement ce qui est nécessaire lorsque vous revenez dans une remise en forme après un arrêt.

Objectif : Brûle-Graisse

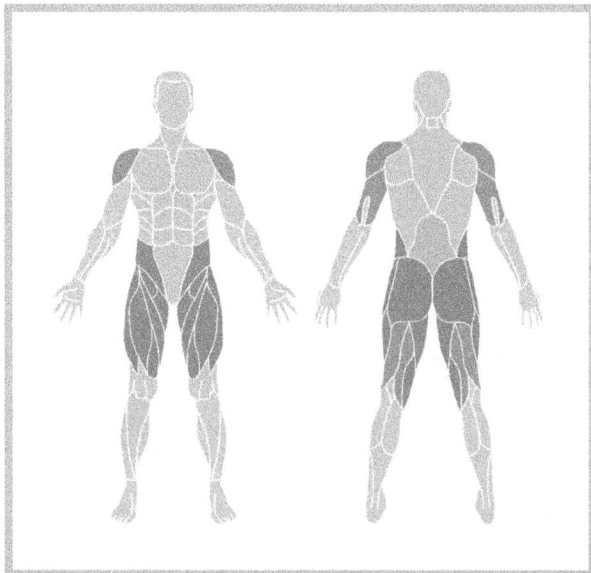

Partout, à tout moment

DAREBEE ENTRAÎNEMENT © darebee.com

NIVEAU I 3 séries **NIVEAU II** 5 séries **NIVEAU III** 7 séries **REPOS** jusqu'à 2 min

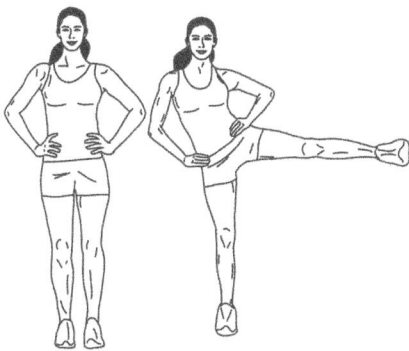

20 levées latérales de jambe

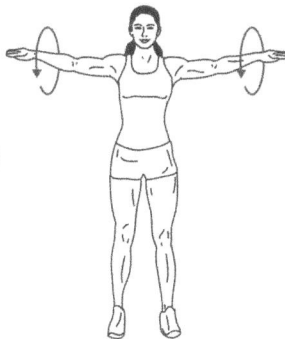

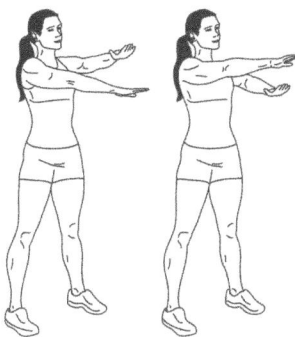

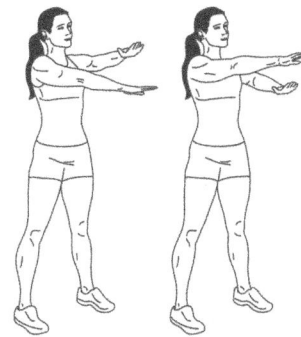

20 cercles de bras

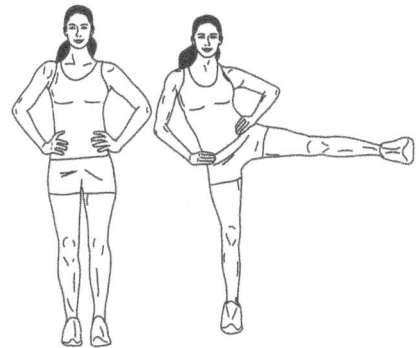

20 levées latérales de jambe

20 ciseaux à l'horizontale

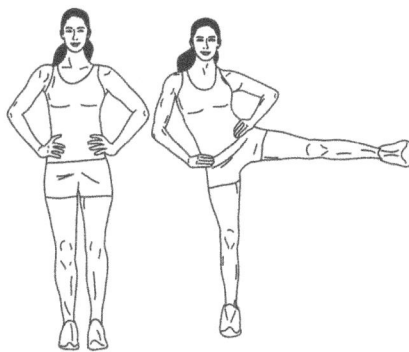

20 levées latérales de jambe

20 ciseaux à l'horizontale

3 Bras & Épaules

La force du haut du corps prend du temps à se développer. Il faut que les muscles et les tendons travaillent en tandem afin d'activer les adaptations nécessaires pour devenir plus fort. *Bras & Épaules* est un grand pas en avant vers cet objectif. Il contient tout ce dont vous avez besoin pour travailler dans la région du haut du corps en premier lieu, sans vous pousser à votre limite ni épuiser votre réserve d'énergie. Intégrez-le à votre routine et vous voyagerez plus loin dans votre parcours de remise en forme.

Objectif : Force & Tonification

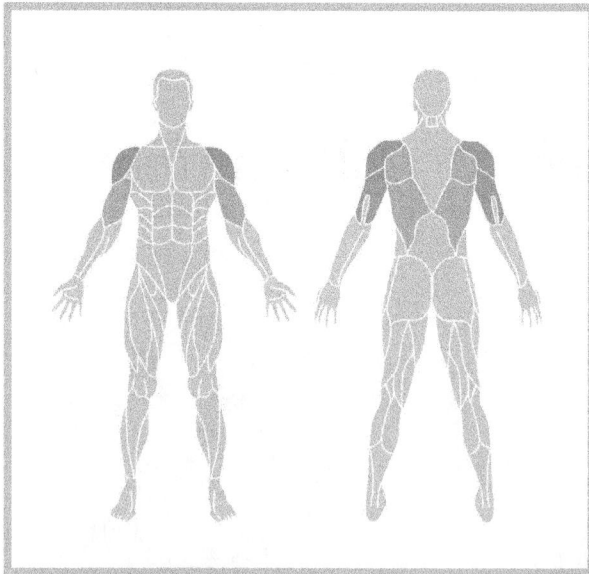

BRAS & ÉPAULES

DAREBEE ENTRAÎNEMENT © darebee.com

NIVEAU I 3 séries **NIVEAU II** 5 séries **NIVEAU III** 7 séries **REPOS** jusqu'à 2 min

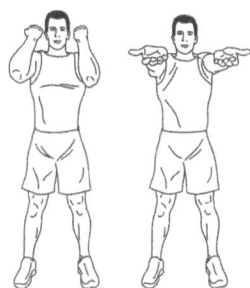

10 extensions de biceps

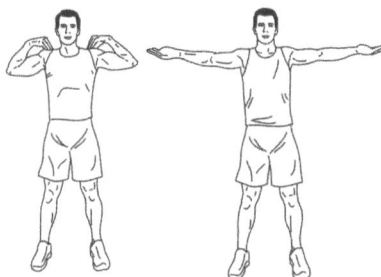

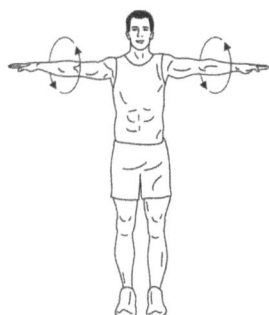

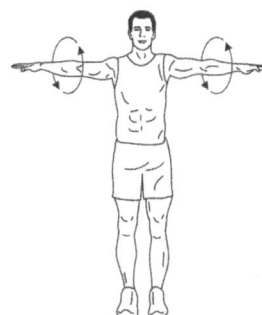

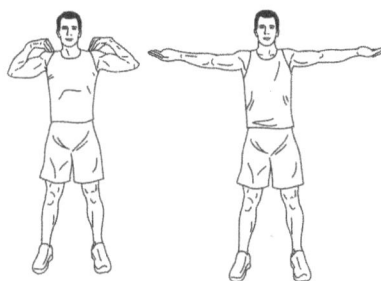

10 toucher-épaules

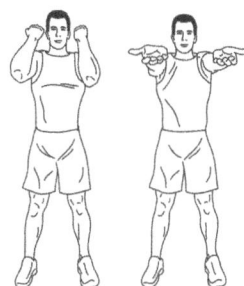

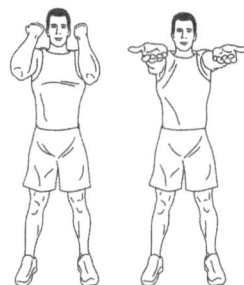

10 extensions de biceps

10 cercles de bras

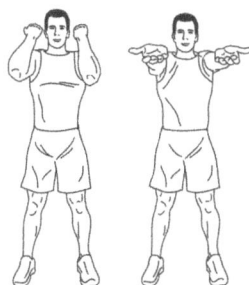

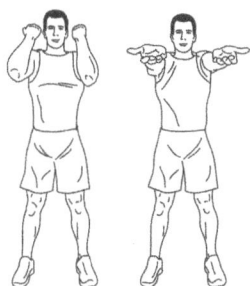

10 extensions de biseps

10 cercles de bras

10 extensions de biceps

10 toucher-épaules

10 extensions de biceps

4 Éveillé & Vivant

Il y a ces jours où vous avez vraiment besoin de vous sentir vivant. Pour ce faire, votre température corporelle doit augmenter, vos poumons doivent commencer à travailler un peu plus fort. Votre fréquence cardiaque doit augmenter et le sang oxygéné doit circuler plus rapidement dans votre corps, fournissant le carburant et les nutriments nécessaires à vos muscles et à votre cerveau.

Objectif : Brûle-Graisse

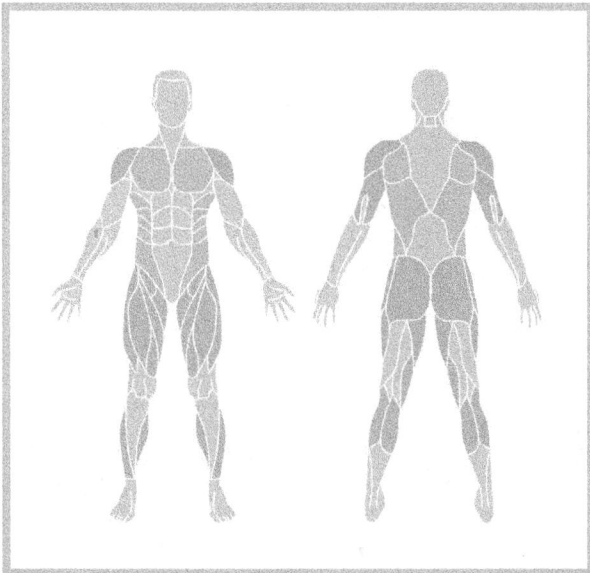

ÉVEILLÉ
& VIVANT

DAREBEE
ENTRAÎNEMENT
© darebee.com
NIVEAU I 3 séries
NIVEAU II 5 séries
NIVEAU III 7 séries
REPOS jusqu'à 2 min

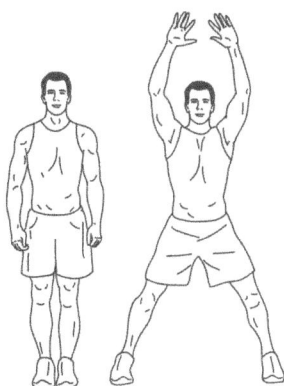

10 jumping jacks

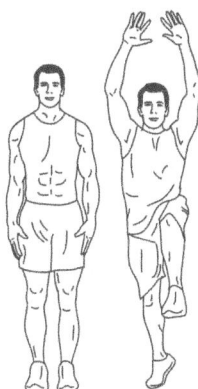

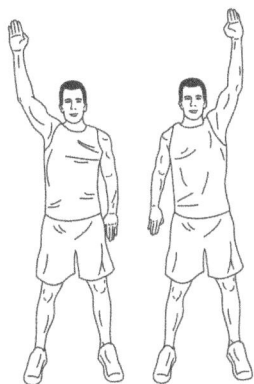

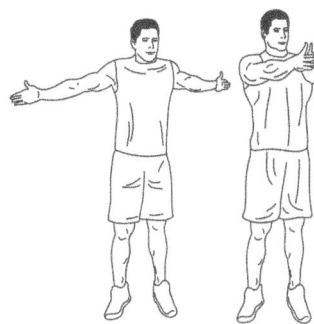

10 levées de genou

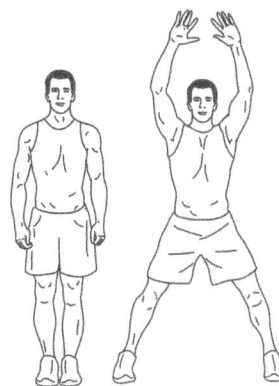

10 jumping jacks

10 levées de bras alternées

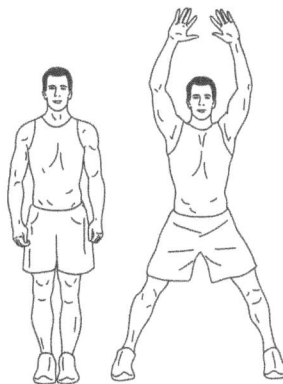

10 jumping jacks

10 écartements de bras

5 Parce Que Cake

Un entraînement complet de la force du corps qui vous aidera à maintenir votre tonus musculaire et à progresser plus loin tout au long de votre parcours de remise en forme doit s'attaquer à tous les principaux groupes musculaires sans ignorer le core, les tendons et les ligaments. L'entraînement *Parce Que Cake* répond à toutes ces questions.

Objectif : Force & Tonification

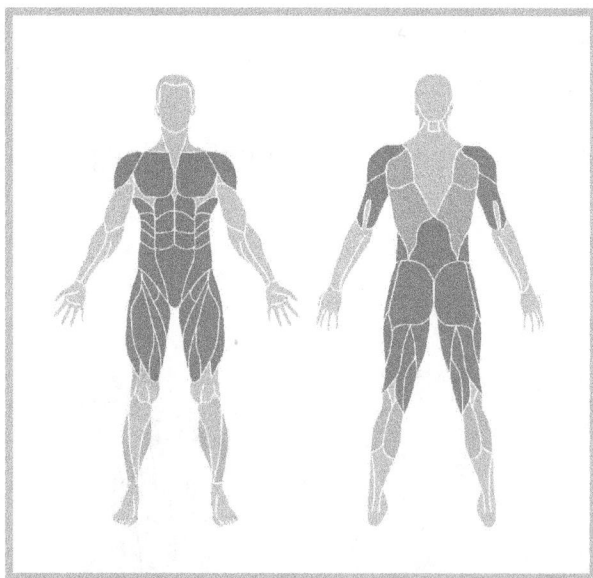

PARCE QUE
CAKE

DAREBEE ENTRAÎNEMENT © darebee.com

NIVEAU I 3 séries **NIVEAU II** 5 séries **NIVEAU III** 7 séries **REPOS** jusqu'à 2 min

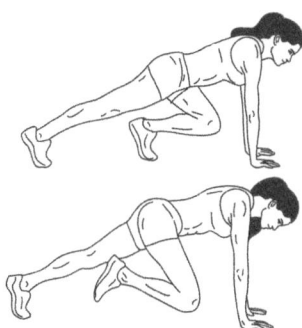

10 grimpeurs

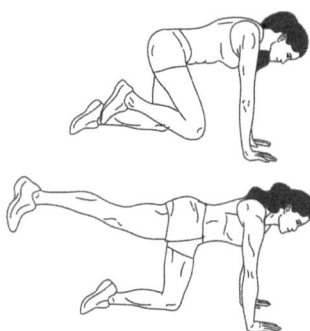

10 coups de pied
en position planche

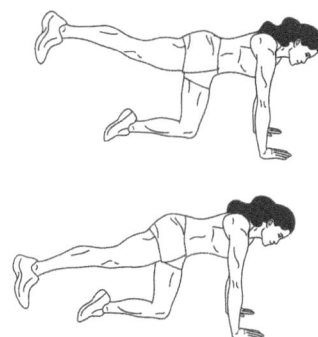

10 balancements
des jambes

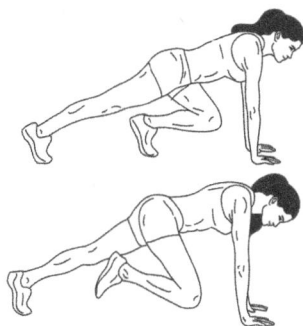

10 grimpeurs

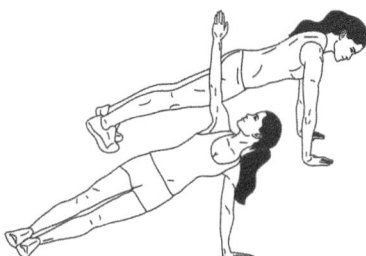

10 rotations en planche

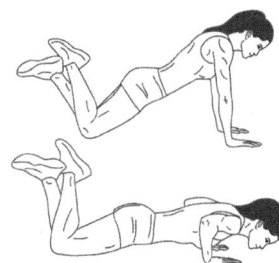

5 pompes sur les
genoux

Fessiers Au Coucher

Les fessiers affectent la façon dont nous marchons, courons, sautons, donnons des coups de pied et restons debout. *Fessiers Au Coucher* est le genre d'entraînement à tout moment, en tout lieu que vous pouvez utiliser pour aider, entraîner progressivement vos fessiers. Ces exercices sont parfait juste avant le coucher ou même en routine matinale rapide avant de sauter sous la douche.

Objectif : Force & Tonification

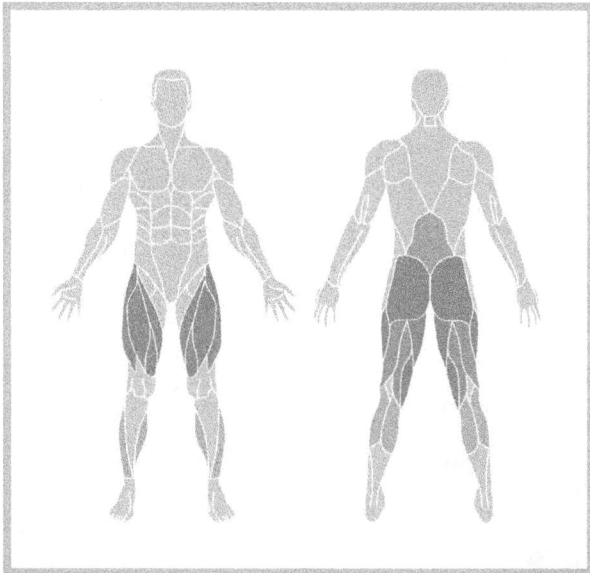

au coucher
FESSIERS

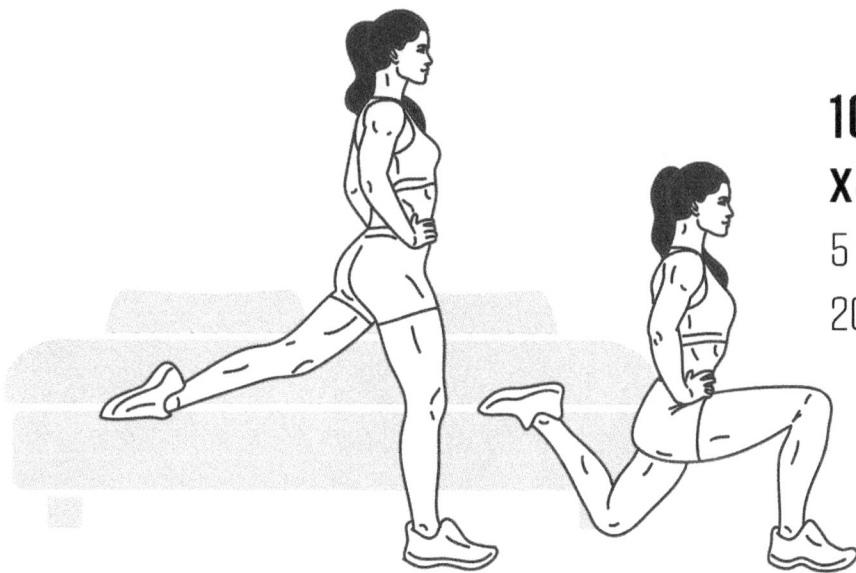

10 squats sur place
x3 séries
5 répétitions par jambe
20 secondes entre les séries

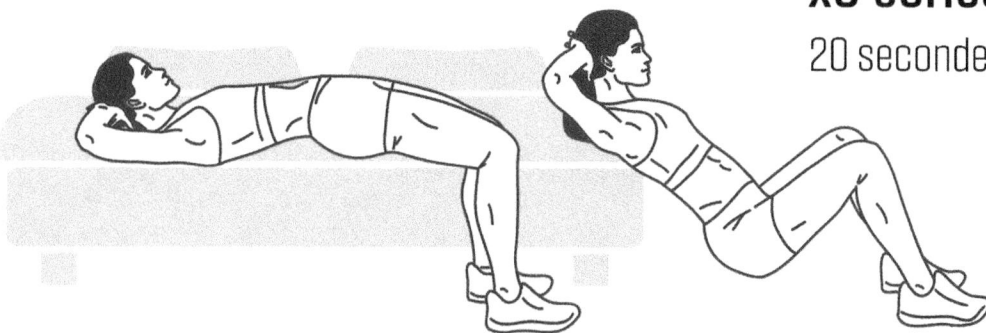

10 ponts levés
x3 séries
20 secondes entre les séries

7 Évolution

Vous vous entraînez pour obtenir la meilleure version possible de vous-même de manière progressive et durable. *Évolution* est un entraînement conçu pour vous aider à y arriver. Un entraînement de niveau de difficulté III qui cible tout le corps, il recrute tous les groupes de muscles pour offrir plus de force et de tonus.

Objectif : Force & Tonification

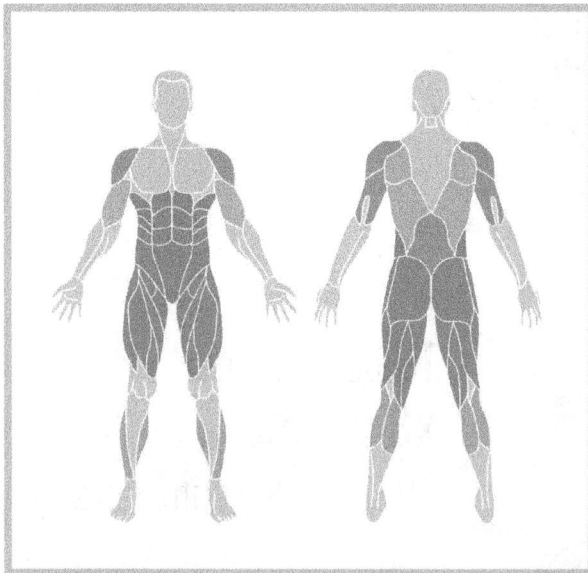

ÉVO LU TION

ENTRAÎNEMENT
PAR DAREBEE
© darebee.com

Niveau I 3 séries
Niveau II 5 séries
Niveau III 7 séries
2 minutes de repos
entre les séries

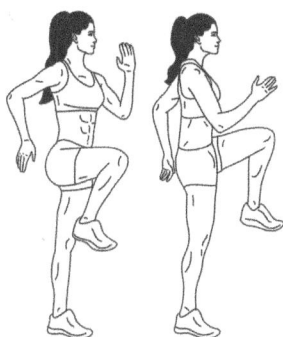

20 pas de marche

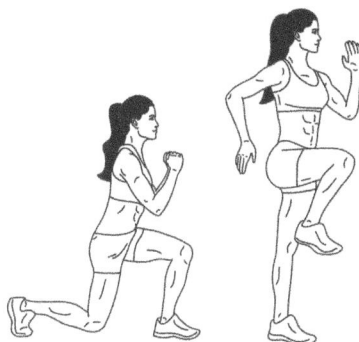

10 fentes avec levée de genou

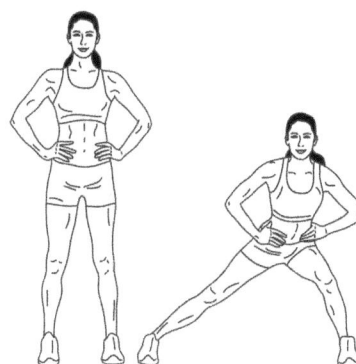

10 fentes latérales

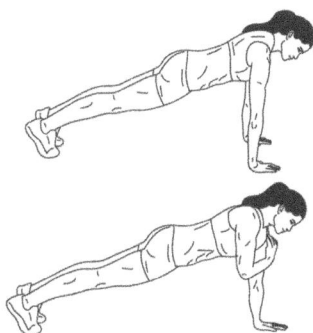

20 toucher-épaules

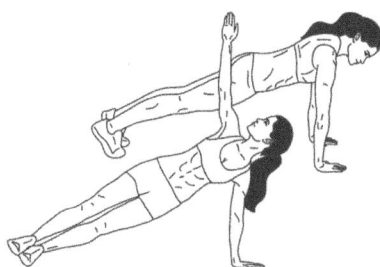

10 rotations en planche

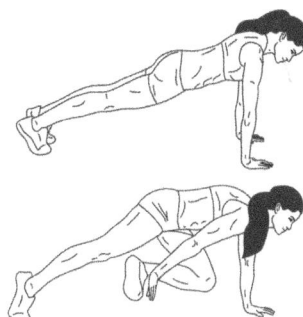

10 toucher-pied

8 Meilleure Chose

Un entraînement de musculation et de conditionnement pour tout le corps qui ne videra pas vos batteries ne peut être appelé que *La Meilleure Chose Depuis Le Pain Tranché*. Parfaitement adapté aux débutants, il peut également s'avérer être un défi pour les niveaux plus avancés.

Objectif : Force & Tonification

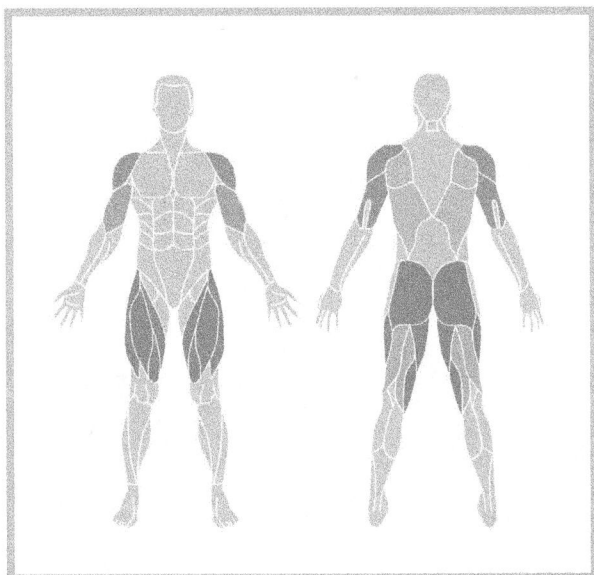

MEILLEURE CHOSE
depuis le pain tranché

ENTRAÎNEMENT
© darebee.com
Niveau I   3 séries
Niveau II   5 séries
Niveau III   7 séries
2 minutes repos

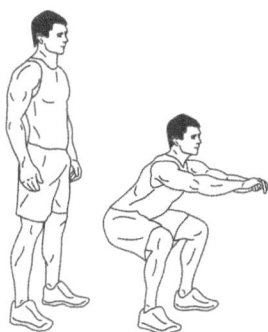

5 squats

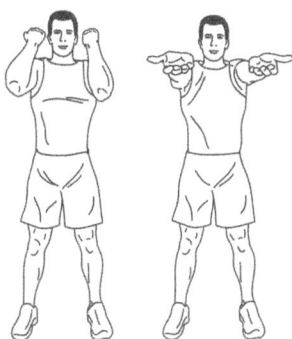

20 extensions de biceps

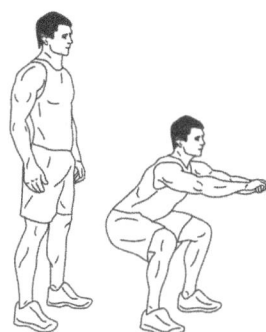

5 squats

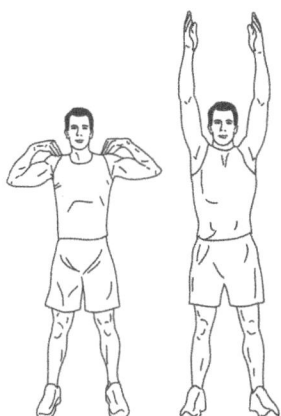

20 toucher-épaules
bras levés

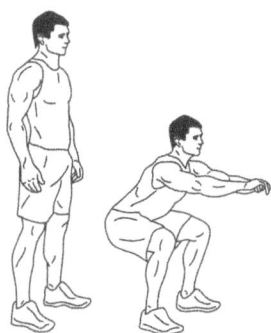

5 squats

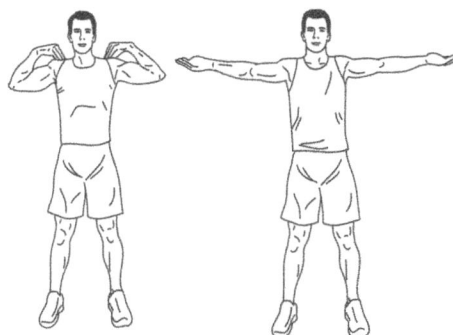

20 toucher-épaules
bras écartés

9 Meilleur Équilibre

Cet entraînement est axé sur un meilleur équilibre, ce qui signifie que tous les exercices ciblent le bas du corps et le core sans négliger les tendons et les ligaments. Il est conçu pour vous aider à améliorer la stabilité, le contrôle musculaire et la conscience corporelle.

Objectif : Étirement

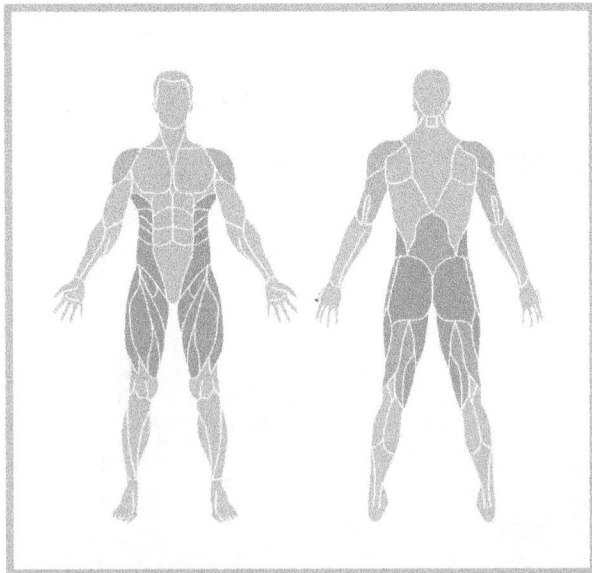

Meilleur équilibre

DAREBEE ENTRAÎNEMENT © darebee.com

Changez de côté et répétez la sequence.

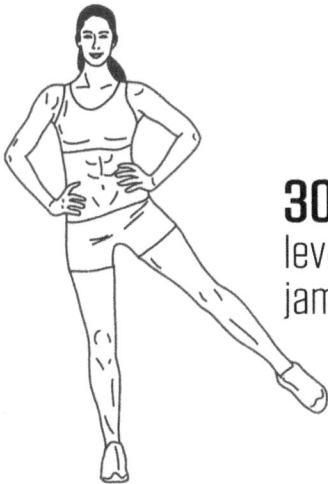

30 secondes levée latérale de jambe maintenué

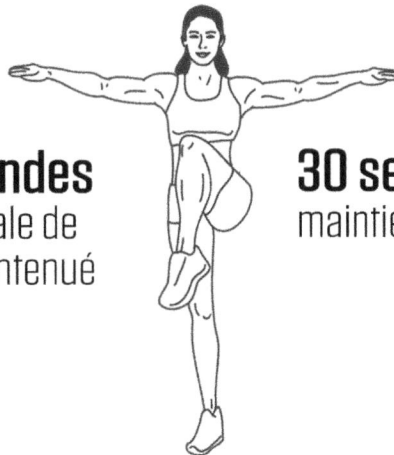

30 secondes maintien en équilibre #1

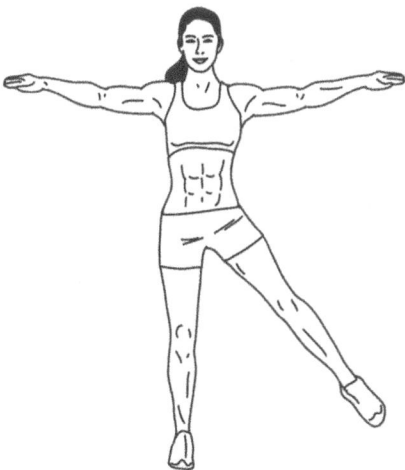

30 secondes maintien #2

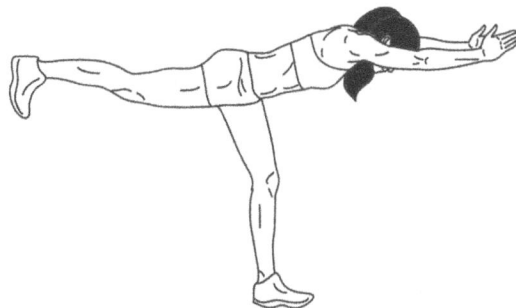

30 secondes maintien #3

10 Mieux Que Rien

Mieux Que Rien est un entraînement intensif qui utilise les grands groupes musculaires du corps pour créer une forte demande en oxygène. Cela oblige le cœur à pomper plus fort et les poumons à travailler davantage. Il aide à améliorer VO2 Max performance, vous permet de pénétrer dans la zone de transpiration et, surtout, vous aide à devenir plus mince, plus en forme et plus conscients de votre propre corps.

Objectif : Brûle-Graisse

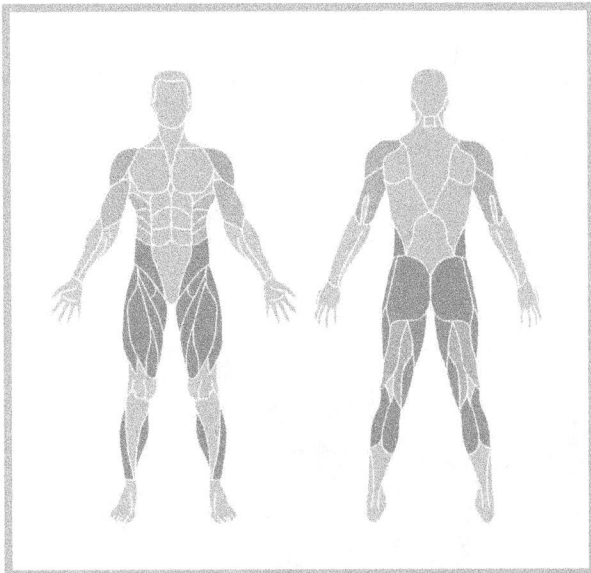

MIEUX QUE RIEN

DAREBEE ENTRAÎNEMENT
© darebee.com
NIVEAU I 3 séries
NIVEAU II 5 séries
NIVEAU III 7 séries
REPOS jusqu'à 2 min

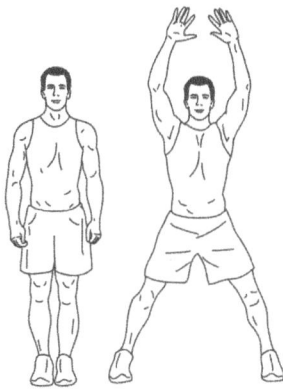

6 jumping jacks

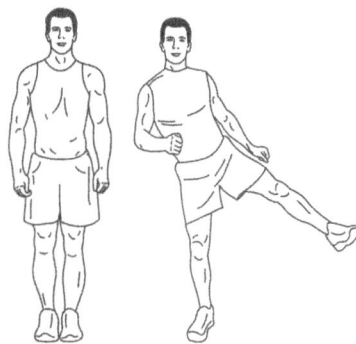

10 levées latérales de jambe

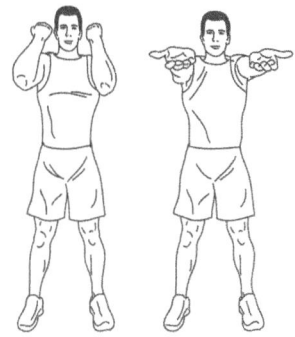

10 extensions de biceps

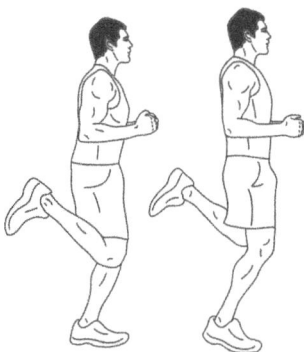

10 talons fesses

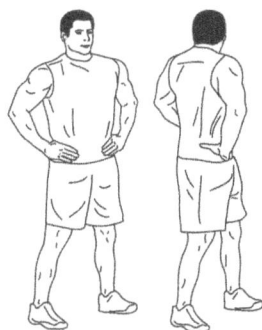

6 torsions du buste

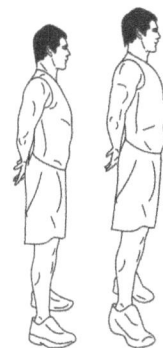

6 talons levés

11 Cardio En Miniature

Si vous êtes vraiment pressé par le temps, avez de faibles niveaux d'énergie, vous sentez fatigué après une journée bien remplie ou si vous voulez simplement plonger vos pieds dans le monde de l'entraînement cardio, alors l'entraînement *Cardio En Miniature* est parfait pour vous. Il appuiera sur tous les bons boutons, ne vous épuisera pas et vous laissera bien énergisé et donnera envie de le faire plus souvent.

Objectif : Brûle-Graisse

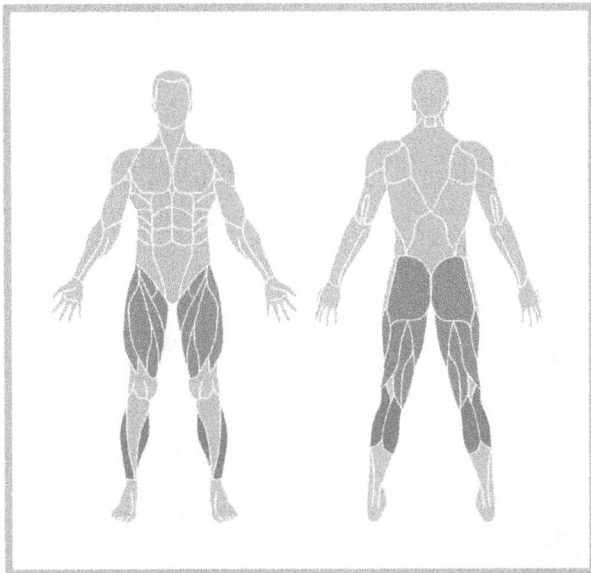

CARDIO
en miniature

DAREBEE ENTRAÎNEMENT © darebee.com

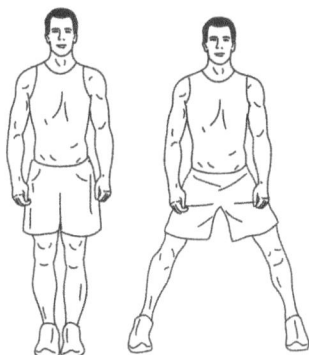

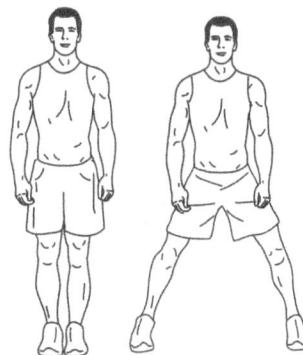

20 sauts écarté-serré

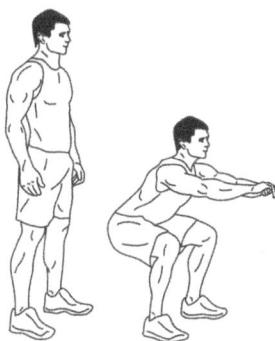

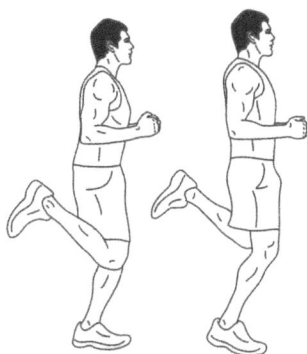

2 squats

20 sauts écarté-serré

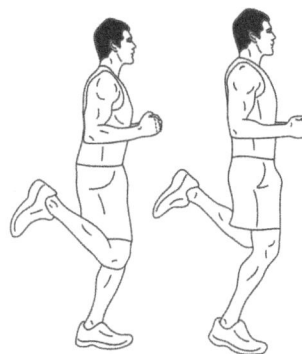

20 talons fesses

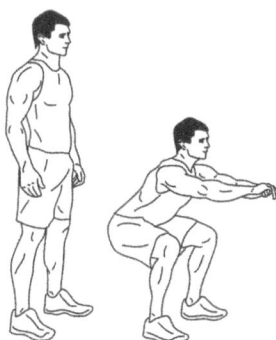

2 squats

20 talons fesses

12 Eclatant

Un entraînement conçu pour vous faire transpirer ne peut s'appeler autrement que *Eclatant*. Il s'agit d'un entraînement cardiovasculaire qui testera votre VO2 Max et la capacité de votre corps à récupérer d'une charge métabolique.

Objectif : Brûle-Graisse

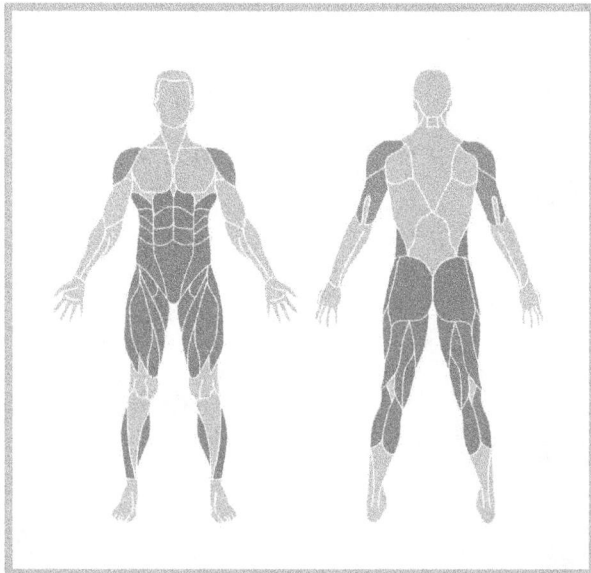

ÉCLATANT

ENTRAÎNEMENT par DAREBEE © darebee.com

NIVEAU I 3 séries **NIVEAU II** 5 séries **NIVEAU III** 7 séries **REPOS** jusqu'à 2 min

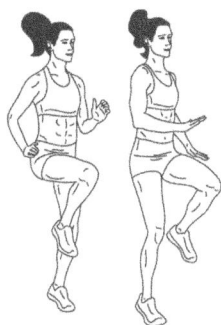

20 levées de genoux

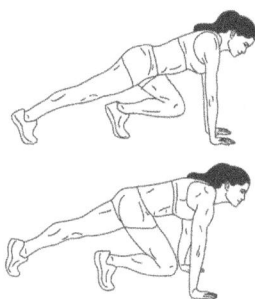

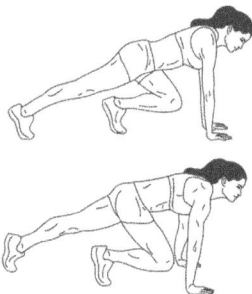

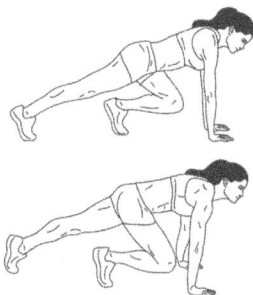

10 grimpeurs

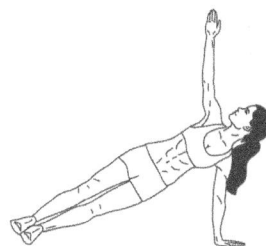

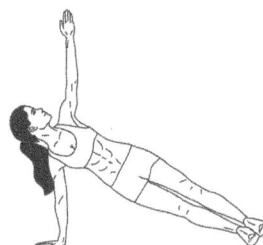

10-count planche latérale

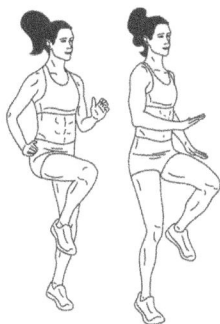

20 levées de genoux

10 grimpeurs

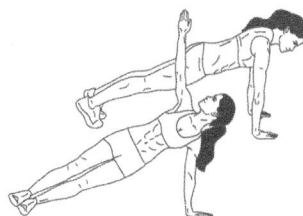

10 rotations en planche

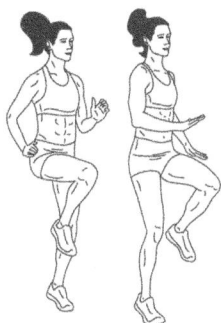

20 levées de genoux

10 grimpeurs

10-count planche latérale

10-count = "en comptant jusqu'à 10"

13   Choix Hardi

Les exercices composés qui recrutent de nombreux groupes musculaires permettent au corps de devenir plus fort, plus rapidement. Plus que cela, cependant, ils nous permettent de mieux contrôler le corps dans lequel nous vivons. Un meilleur contrôle signifie une plus grande liberté physique, plus de plaisir, une meilleure santé physique et mentale et le sentiment que nous sommes capables de beaucoup de choses. Maîtres de nous-mêmes et, par association, de notre destin. Et ici, vous comprendrez que *Choix Hardi* est un entraînement visant uniquement à faire vos muscles plus forts.

Objectif : Force & Tonification

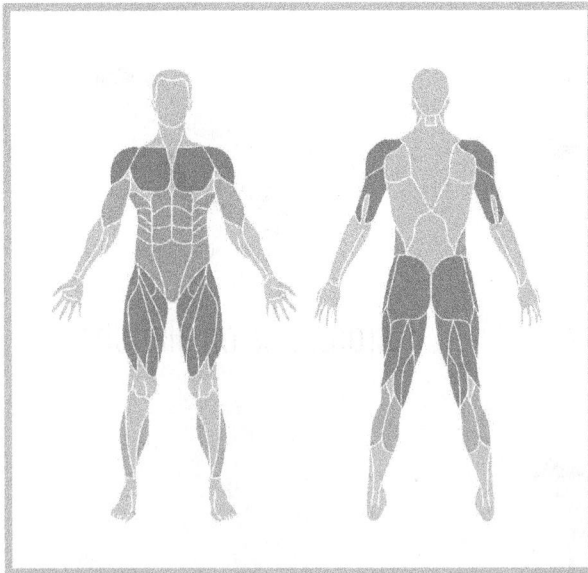

CHOIX HARDI

DAREBEE
ENTRAÎNEMENT
© darebee.com
Niveau I 3 séries
Niveau II 5 séries
Niveau III 7 séries
2 minutes de repos

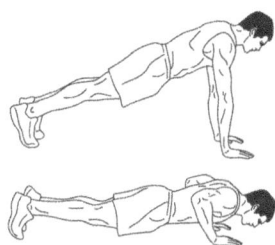

2 pompes

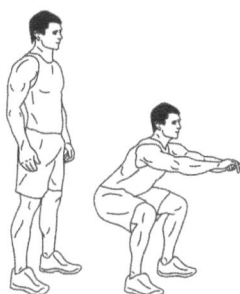

10 squats

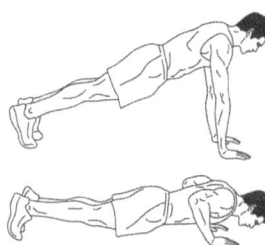

2 pompes

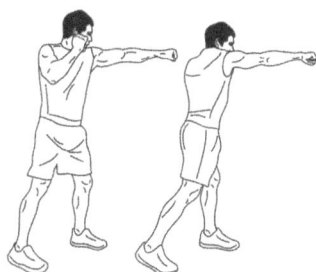

10 coups de poing

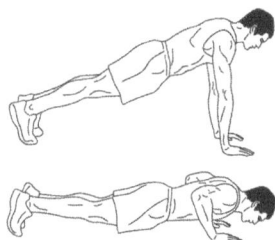

2 pompes

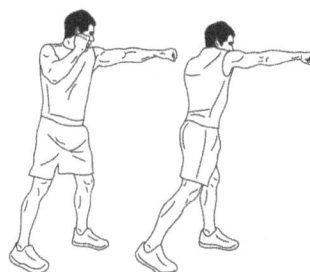

10 coups de poing

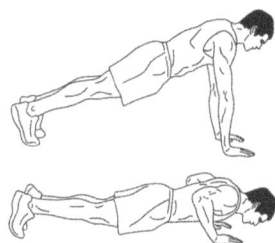

2 pompes

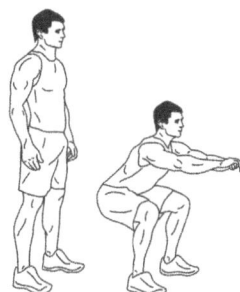

10 squats

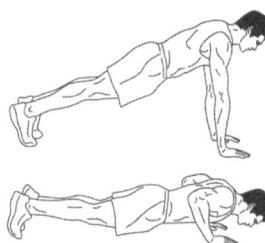

2 pompes

14 Né Pour Courir

Lorsque vous êtes né pour courir, rien ne peut vous retenir. *Né Pour Courir* est un entraînement cardiovasculaire que vous pouvez faire à la maison. Il vous aidera à développer vos muscles de course, à améliorer votre coordination et à développer un système cardiovasculaire plus efficace.

Objectif : Brûle-Graisse

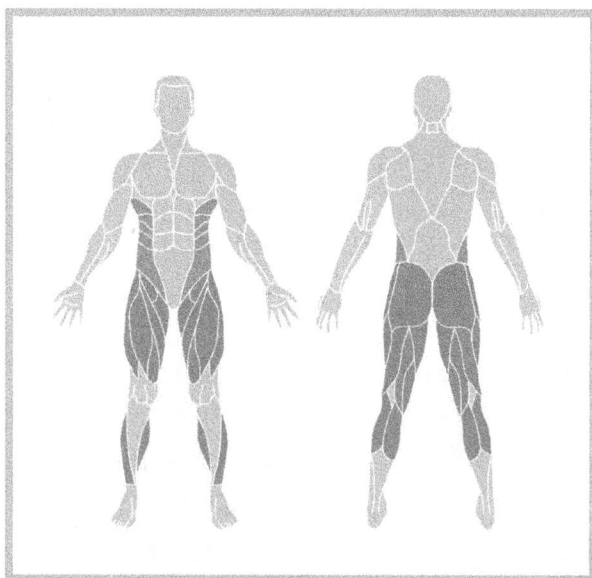

Né pour Courir

DAREBEE ENTRAÎNEMENT © darebee.com

NIVEAU I 3 séries **NIVEAU II** 5 séries **NIVEAU III** 7 séries **REPOS** jusqu'à 2 min

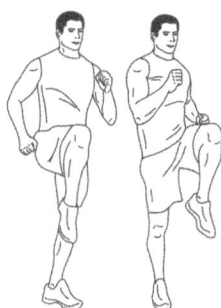

20 levées de genoux

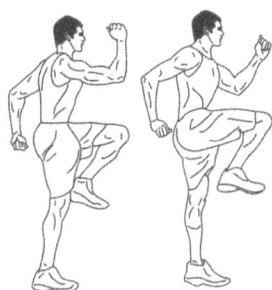

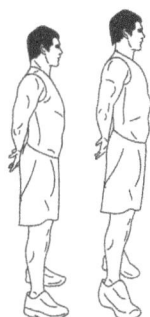

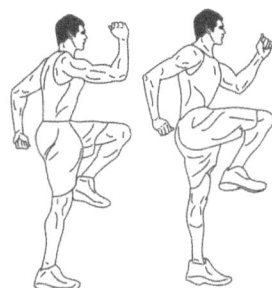

10 pas de marche

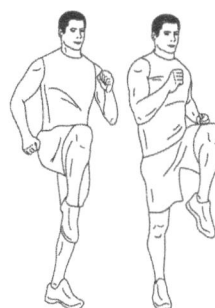

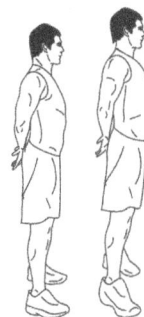

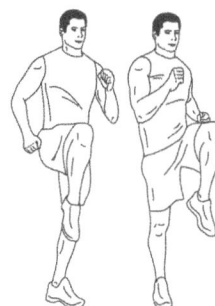

20 levées de genoux

5 talons levés

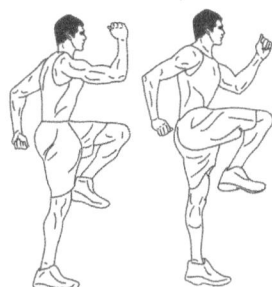

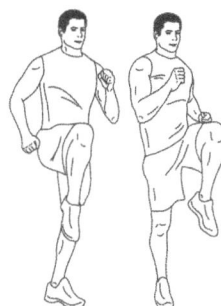

10 pas de marche

5 talons levés

20 levées de genoux

10 pas de marche

20 levées de genoux

15 Je Vais Être Brave Aujourd'hui

Je Vais Être Brave Aujourd'hui est un entraînement basé sur les compétences de combat qui vous demande d'effectuer une série d'exercices en chaîne cinétique ouverte. Ceux-ci, à leur tour, changeront la façon dont vous bougez tout votre corps et que vous ressentez à son sujet. La science montre que les mouvements de combat affectent tout, y compris votre QI. Ce n'est cependant pas la meilleure raison pour laquelle vous devriez choisir cet entraînement. La meilleure raison est que ces entraînements de compétences de combat vous aident à vraiment contrôler votre corps et votre corps est là où vous vivez. Il doit être à vous.

Objectif : Brûle-Graisse

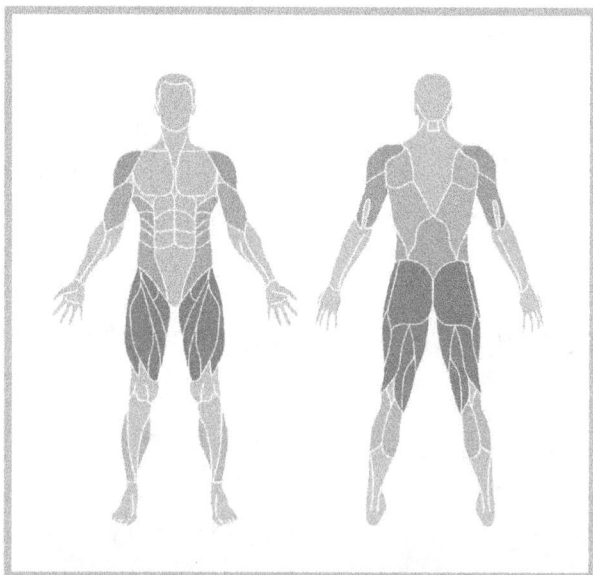

JE VAIS ÊTRE
BRAVE
AUJOURD'HUI

DAREBEE ENTRAÎNEMENT © darebee.com

NIVEAU I 3 séries **NIVEAU II** 5 séries **NIVEAU III** 7 séries **REPOS** jusqu'à 2 min

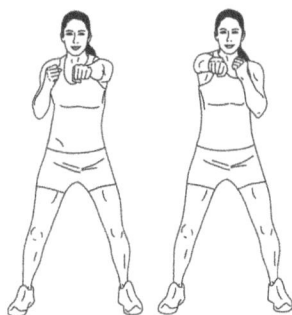

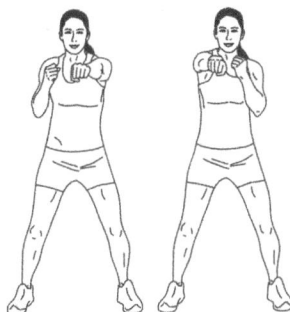

20 coups de poing

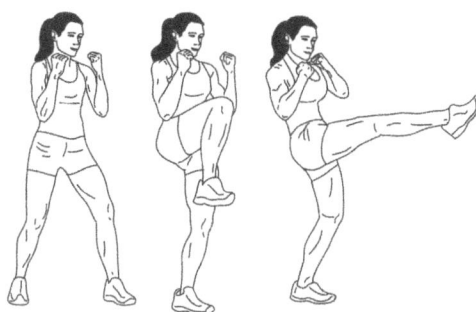

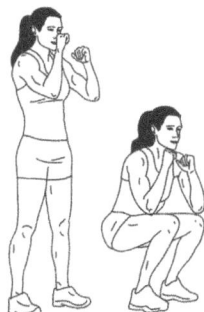

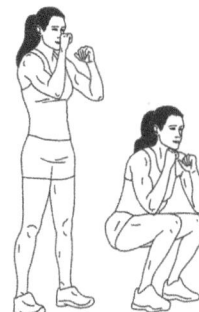

10 coups de pied de face

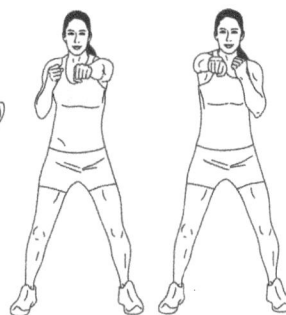

20 coups de poing

5 squats

20 coups de poing

5 squats

16 Respirer Aisément

Respirer Aisément est un entraînement conçu pour vous aider à augmenter votre VO2 Max et à améliorer votre capacité aérobie sans passer des heures à courir à l'extérieur ou à battre un tapis roulant. Détendez votre estomac et votre diaphragme et remplissez vos poumons à chaque respiration. Sentez-les s'étirer jusqu'au fond alors que vous inspirez. Arrêtez d'inhaler uniquement lorsqu'ils sont remplis d'air au maximum. Puis retenez chaque respiration comme indiqué. Expirez lentement, lorsque vous y êtes invité, en essayant de vider complètement vos poumons à chaque fois. Cela vous fera vous sentir mieux, mais cela vous aidera également d'améliorer votre capacité aérobie.

Objectif : Bien-Être

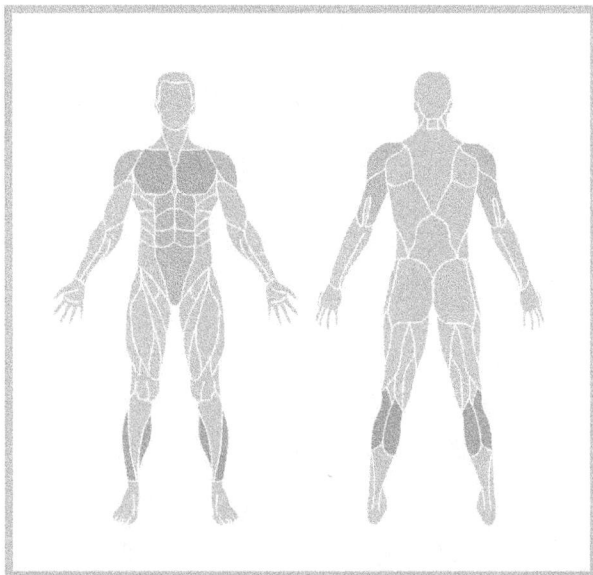

respirer
aisément

ENTRAÎNEMENT par © darebee.com

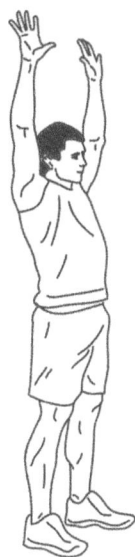

Bras au-dessus de la tête

1) Inspirez profondément;
2) Maintenez la respiration
en comptant jusqu'à cinq;
3) Expirez en comptant
jusqu'à cinq.

Répétez 5 fois

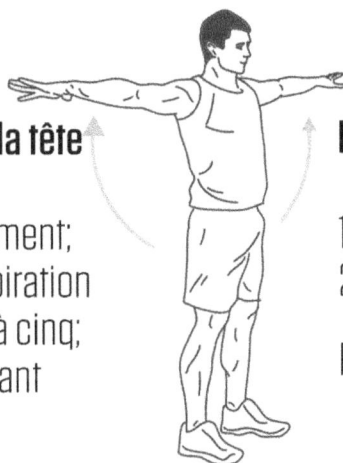

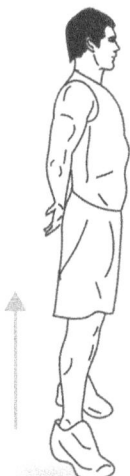

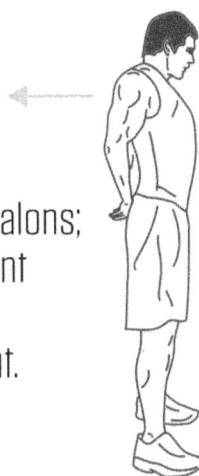

Bras levés

1) Inspirez en levant vos bras;
2) Expirez en baissant.

Répétez 5 fois

Talons levés

1) Inspirez en levant les talons;
2) Maintenez en comptant
jusqu'à cinq;
3) Expirez en descendant.

Répétez 5 fois

Étirement des épaules
tenez vos bras derrière

1) Inspirez en étirant vos épaules;
2) Maintenez en comptant
jusqu'à cinq;
3) Expirez en vous relaxant.

Répétez 5 fois

17 Belle & Intelligente

Un entraînement complet pour tout le corps qui vous fera vous sentir vivant sans épuiser vos batteries? C'est exactement ce que propose l'entraînement *Belle & Intelligente*. Il réveille les muscles, ravive la forme physique et revigore les capacités sans vous faire sentir que vous n'avez plus rien à donner.

Objectif : Brûle-Graisse

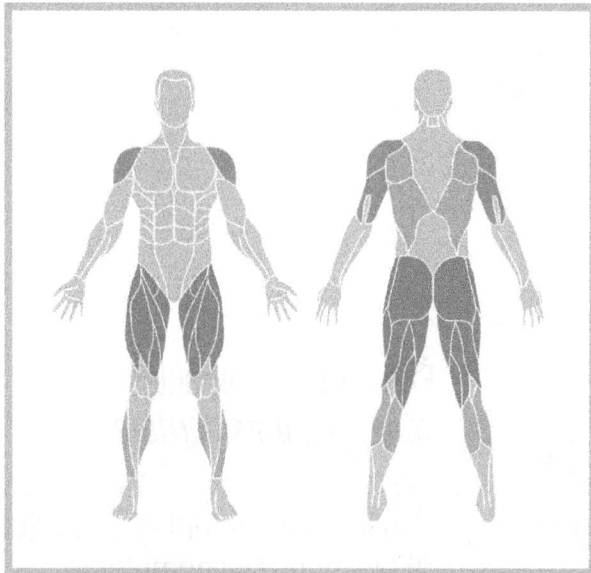

Belle & Intelligente

DAREBEE ENTRAÎNEMENT © darebee.com

NIVEAU I 3 séries **NIVEAU II** 5 séries **NIVEAU III** 7 séries **REPOS** jusqu'à 2 min

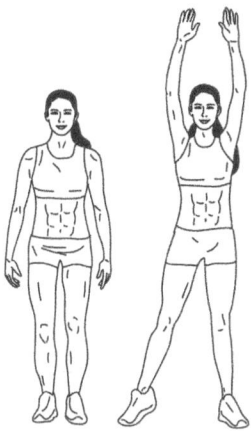

10 pas de côté alterné

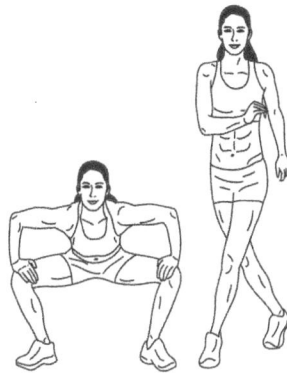

6 squat sumo + pas en arrière

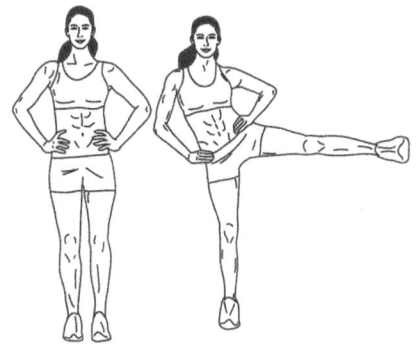

10 levées latérales de jambe

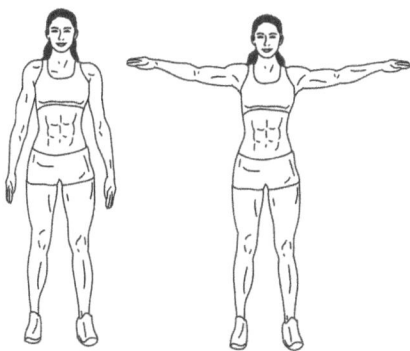

20 levées de bras

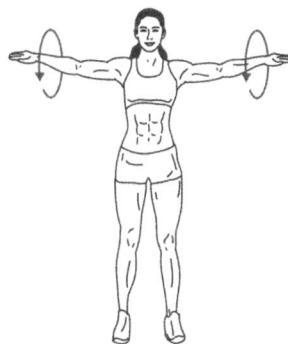

20 cercles de bras

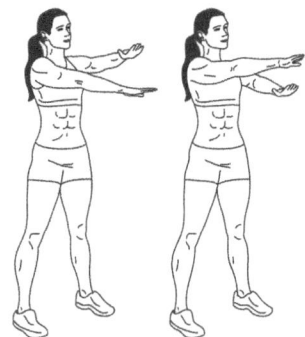

20 ciseaux à l'horizontale

18 Le Centenaire

Certains entraînements sont spécialement conçus pour vous aider à développer une sensation de fluidité. Le sentiment que votre corps travaille le long des voies énergétiques qui aident à développer l'harmonie et favorisent la longévité. *Le Centenaire* est un entraînement anti stress total, surtout si vous vous concentrez sur votre respiration pendant que votre corps effectue les mouvements, cela aide également à soulager les fascias, les tendons et les ligaments.

Objectif : Brûle-Graisse

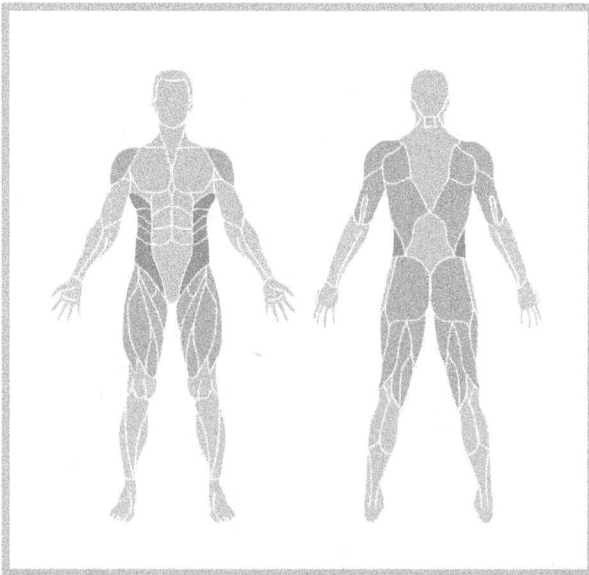

LE CENTENAIRE

DAREBEE ENTRAÎNEMENT © darebee.com

NIVEAU I 3 séries **NIVEAU II** 5 séries **NIVEAU III** 7 séries **REPOS** jusqu'à 2 min

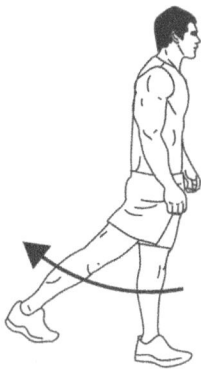

20 balancements de jambe en arrière

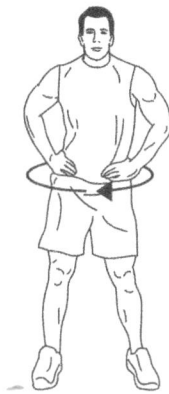

10 rotations du bassin

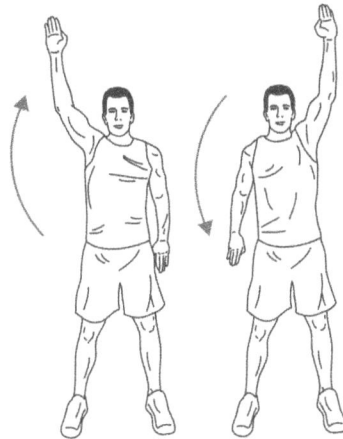

20 balancements de bras

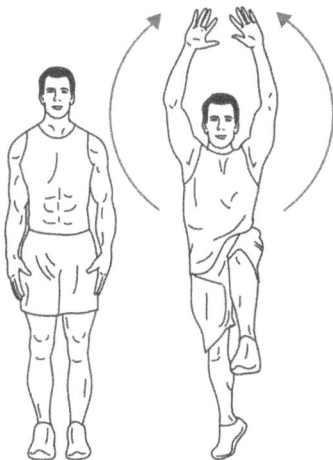

20 levées de genoux dynamiques

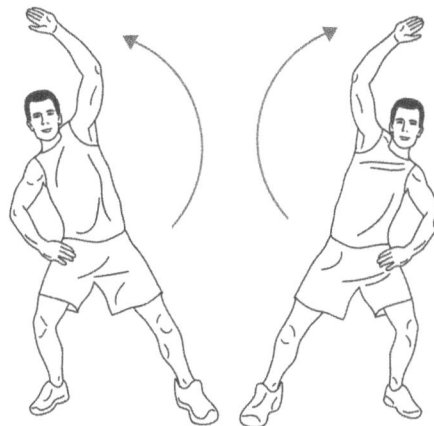

20 torsions de côté

19 Centré

Un équilibre parfait, une grande flexibilité, une coordination et un sentiment d'harmonie dans la façon dont vous bougez peuvent vous transformer en une machine physique imparable. Cela prend cependant du temps à se développer. *Centré* est un entraînement qui vous met sur la bonne voie en ciblant tous les principaux groupes musculaires qui doivent être ciblés.

Objectif : Yoga

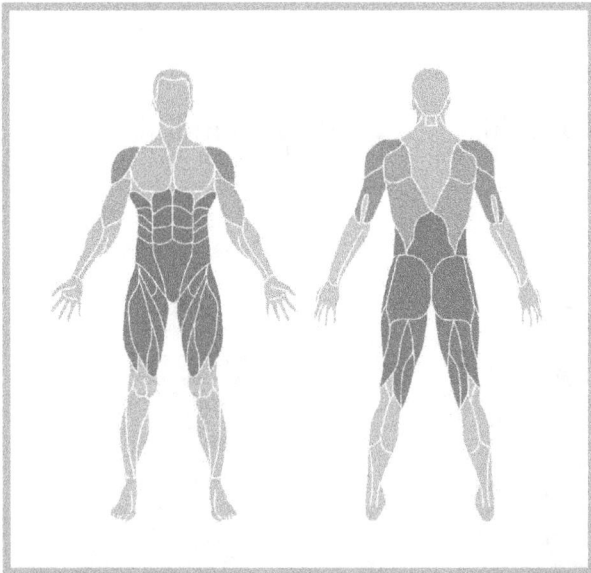

Centré

DAREBEE ENTRAÎNEMENT © darebee.com

Maintenez chaque pose pendant 20 secondes puis continuez.
Répétez chaque séquence encore une fois de l'autre côté.

SÉQUENCE #1

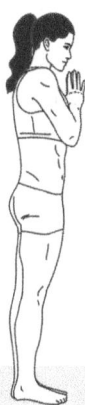 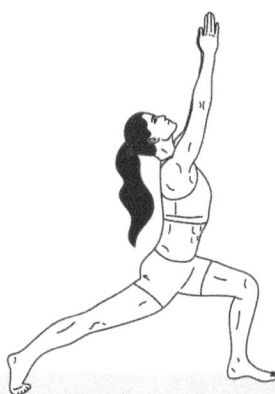 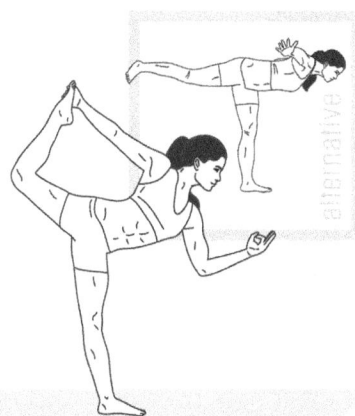

alternative

SÉQUENCE #2

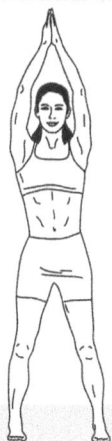 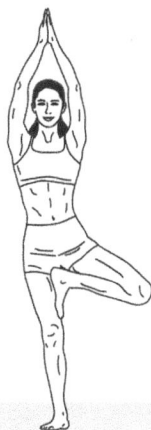 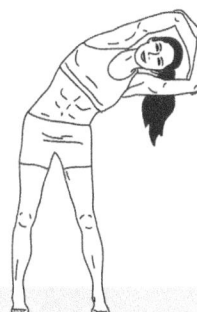

SÉQUENCE #3

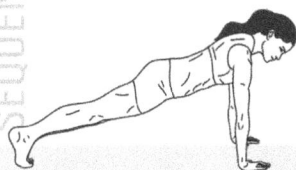 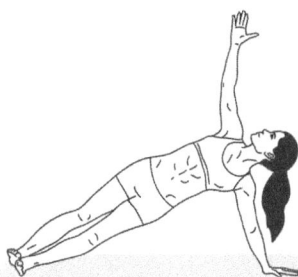 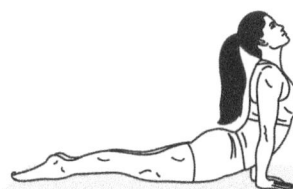

20 Chaos

Les mouvements de combat vous changent à l'intérieur comme à l'extérieur. Le *Chaos* est un entraînement qui utilise quelques mouvements de combat de base et crée un entraînement complet pour tout le corps qui testera également votre état cardiovasculaire et votre capacité aérobie. Faites attention à la technique lorsque vous exécutez chaque mouvement de combat et assurez-vous de bien respirer.

Objectif : Brûle-Graisse, Combat

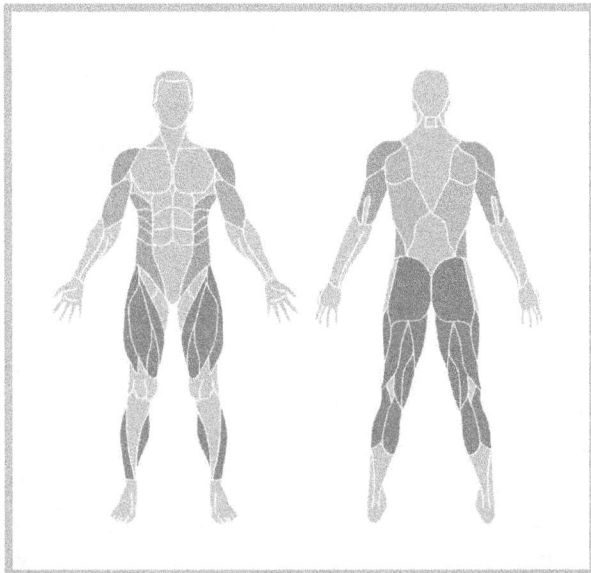

CHAOS

DAREBEE BOXE ENTRAÎNEMENT © darebee.com

NIVEAU I 3 séries **NIVEAU II** 5 séries **NIVEAU III** 7 séries **REPOS** jusqu'à 2 min

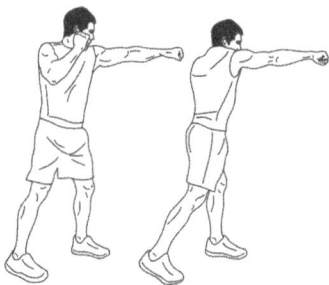

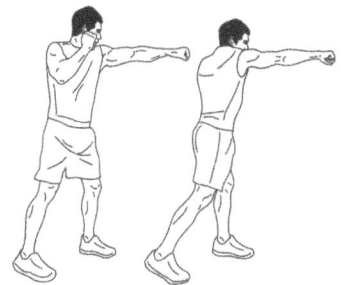

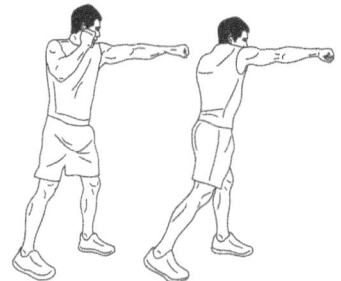

10 coups de poing   **10** sauts "bounce-steps"   **10** coups de poing

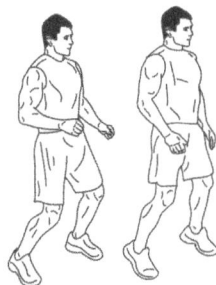

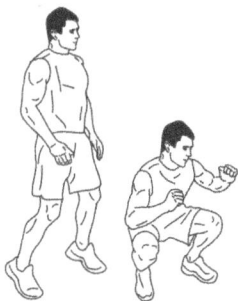

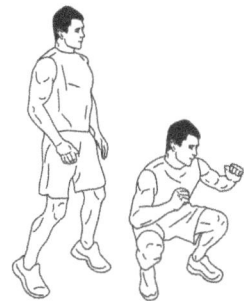

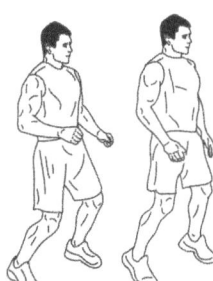

5 bounce + squat   **10** squat + jab + cross   **5** bounce + squat

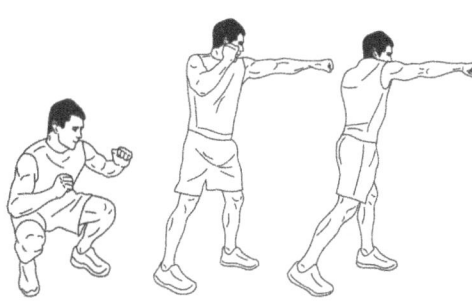

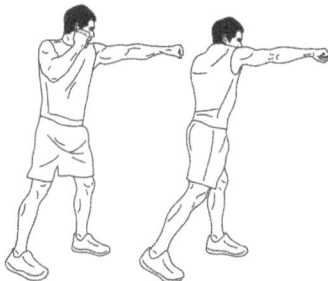

10 coups de poing   **10** sauts "bounce-steps"   **10** coups de poing

21 J'ai Été Choisi

Vous avez été choisi (ne demandez pas pourquoi). Soyez prêt. Pour être vraiment prêt, vous devez, eh bien, être en très bonne forme physique. Au moins assez pour bouger votre corps comme vous le souhaitez. *J'ai Été Choisi* est l'entraînement que vous faites avant d'être choisi afin que vous puissiez être prêt lorsque le choix est fait et c'est vous.

Objectif : Force & Tonification

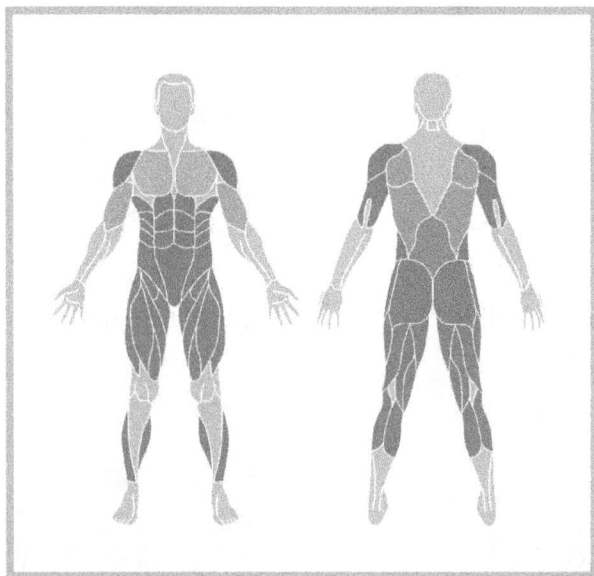

J'AI ÉTÉ
CHOISI

DAREBEE ENTRAÎNEMENT © darebee.com

NIVEAU I 3 séries **NIVEAU II** 5 séries **NIVEAU III** 7 séries **REPOS** jusqu'à 2 min

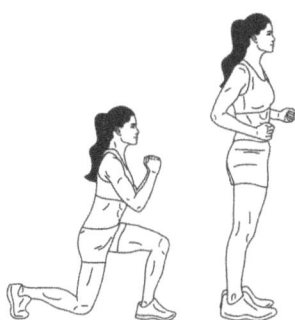

8 fentes inversées

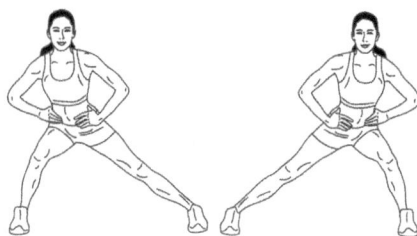

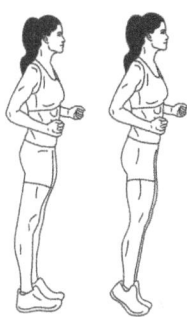

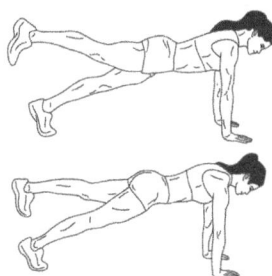

4 fentes latérales

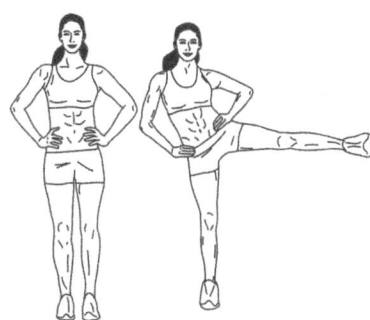

20 levées latérales de jambes

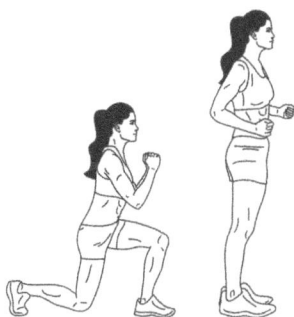

8 fentes inversées

4 talons levés

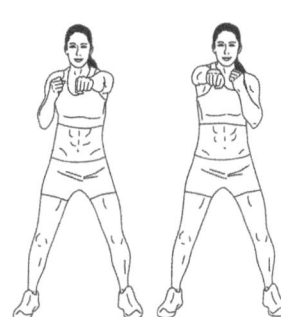

20 coups de poing

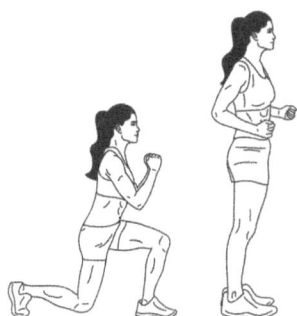

8 fentes inversées

4 levées de jambe en planche

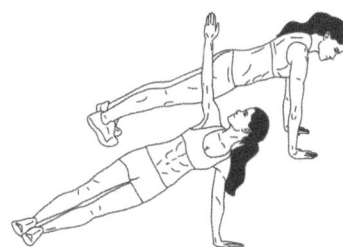

8 rotations en planche

22 Courage

Le courage est un choix, tout comme l'entraînement *Courage*. Un entraînement d'activation de gros muscles qui poussera votre VO2 Max et stimulera votre système cardiovasculaire.

Objectif : Brûle-Graisse

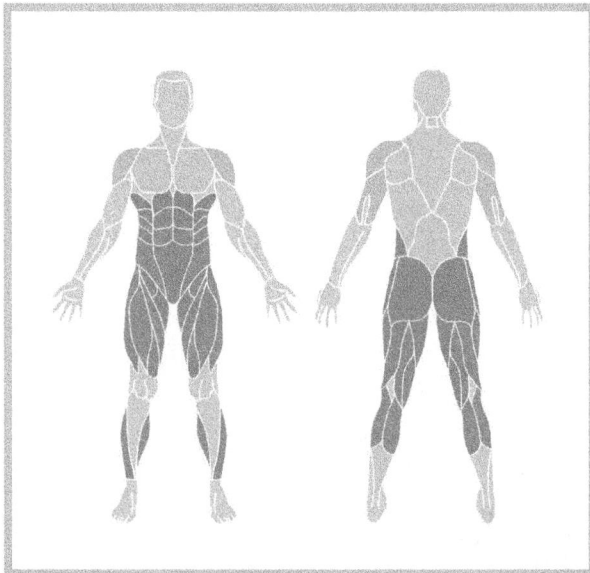

courage

DAREBEE ENTRAÎNEMENT © darebee.com

NIVEAU I 3 séries **NIVEAU II** 5 séries **NIVEAU III** 7 séries **REPOS** jusqu'à 2 min

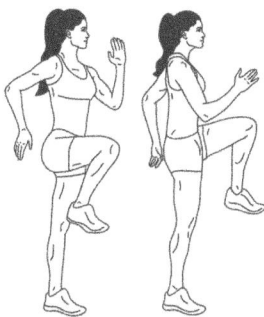

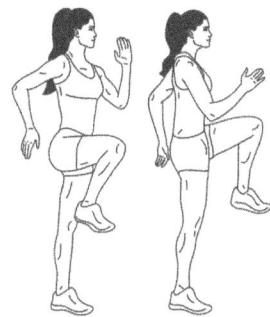

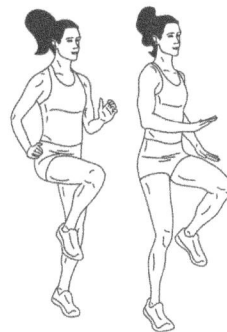

10 pas de marche   **10** levées de genoux   **10** pas de marche

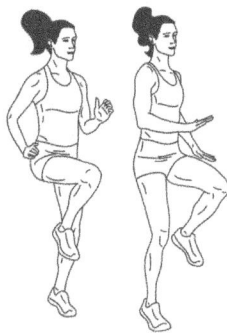

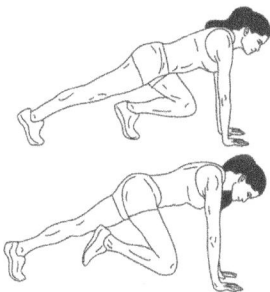

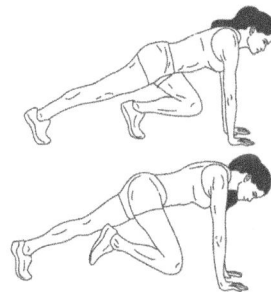

10 grimpeurs   **10** levées de genoux   **10** grimpeurs

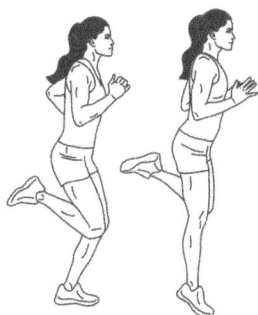

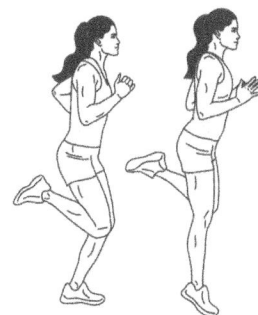

10 talons fesses   **10** levées de genoux   **10** talons fesses

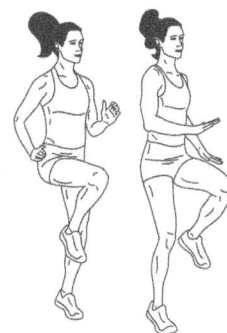

23 Dose De Cardio Quotidienne

C'est ce dont vous avez besoin avec une dose quotidienne de cardio: des mouvements rapides et légers. Une bonne combinaison de muscles du haut et du bas du corps activés et des exercices qui font travailler les tendons et les fascias. L'entraînement *Dose De Cardio Quotidienne* répond à tous ces besoins. Il fera circuler votre sang dans vos veines et aidera vos poumons à fonctionner bien et c'est exactement ce dont vous avez besoin au quotidien.

Objectif : Brûle-Graisse

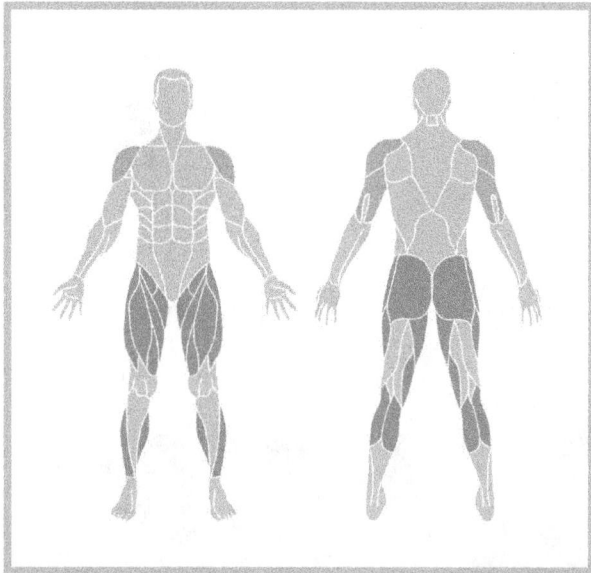

Quotidienne
Dose de Cardio

DAREBEE ENTRAÎNEMENT © darebee.com

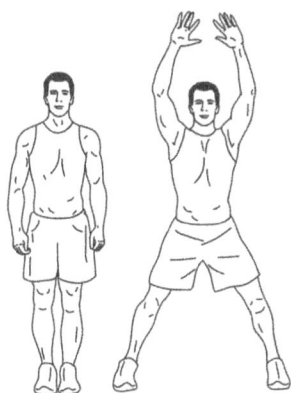

50 jumping jacks

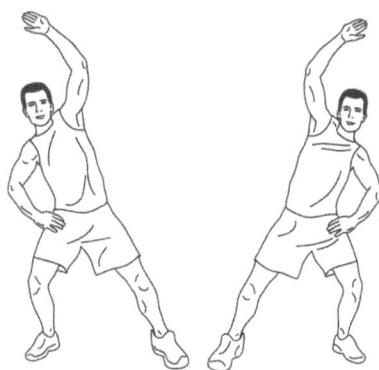

40 torsions de côté

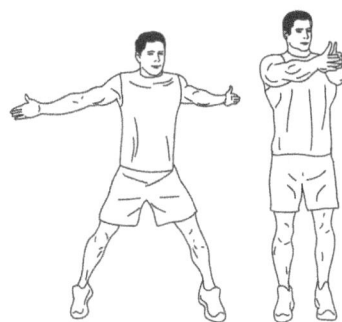

30 sauts "ouverture"

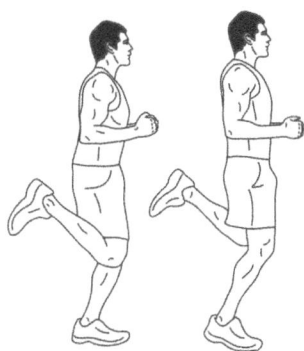

20 talons fesses

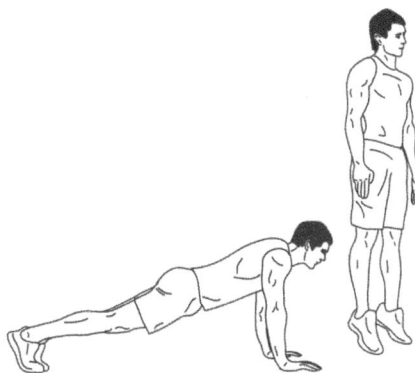

10 burpees basiques

24 Jour Un

Certains jours se sentent comme un nouveau départ et de nouveaux départs ne doivent pas être surcharges. C'est à ce moment-là que vous avez besoin de l'entraînement *Jour Un*. Il est léger, il cible tout le corps et il recommence à vous reconstruire.

Objectif : Force & Tonification

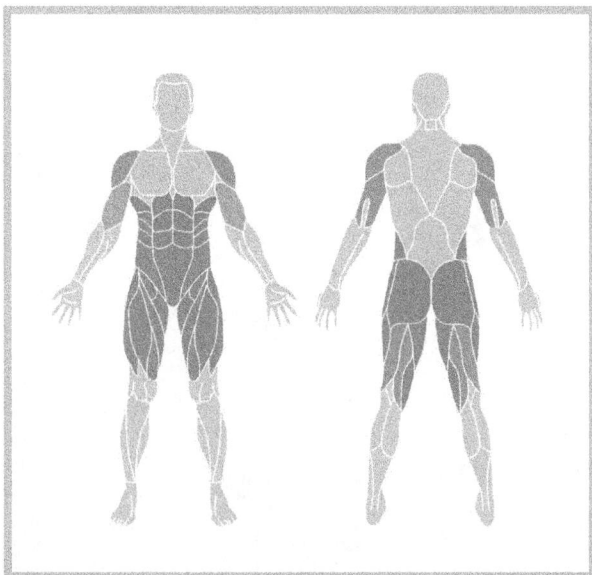

JOUR UN

DAREBEE
ENTRAÎNEMENT
© darebee.com

Niveau I   3 séries
Niveau II   5 séries
Niveau III   7 séries
2 minutes repos

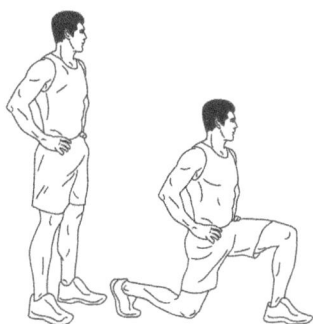

10 fentes avant   **20** extensions de biceps   **20** toucher-épaules

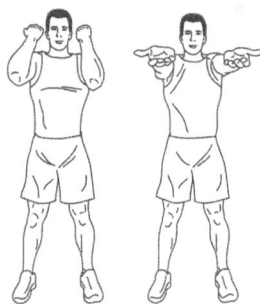

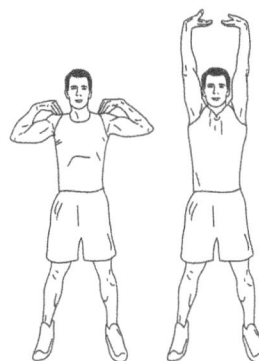

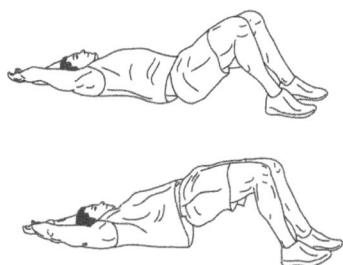

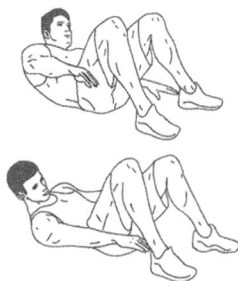

10 ponts   **10** toucher-talons   **10** battements de jambes

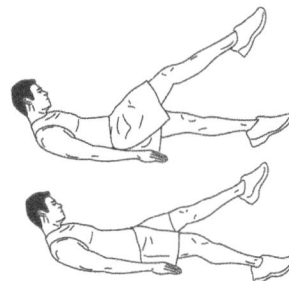

25 Dextérité

Dextérité est un entraînement qui favorise la mobilité de vos membres supérieurs. La dextérité est un processus neurobiologique qui nécessite une bonne santé du cerveau et du corps et contribue à maintenir d'excellentes connexions neuronales. Cela peut sembler facile, mais considérez que cela fonctionne non seulement pour le corps, mais aussi pour le cerveau.

Objectif : Force & Tonification

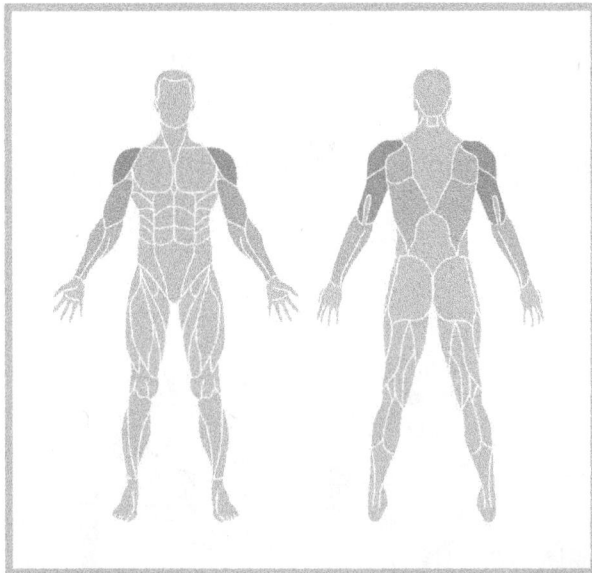

DEX TÉRI TÉ

DAREBEE
ENTRAÎNEMENT
© darebee.com

NIVEAU I 3 séries
NIVEAU II 4 séries
NIVEAU III 5 séries
REPOS jusqu'à 2 min

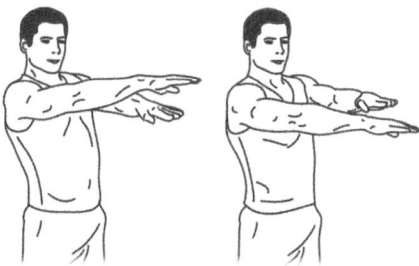

10 ciseaux à l'horizontale

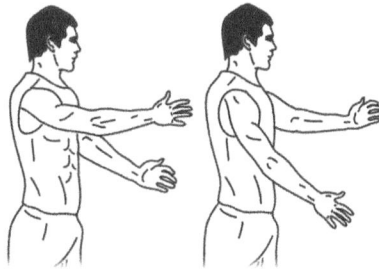

10 ciseaux à la verticale

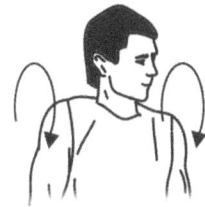

10 rotations des épaules

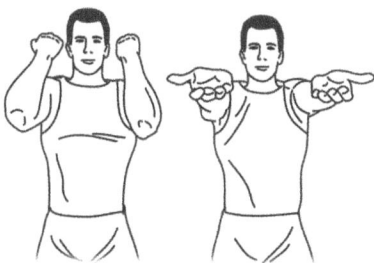

10 extensions de biceps

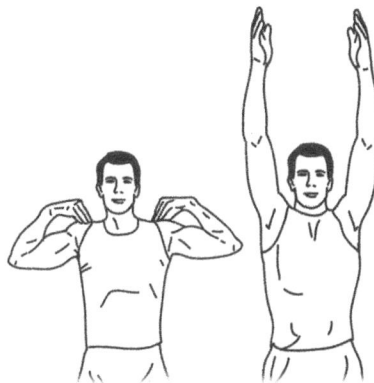

10 toucher-épaules

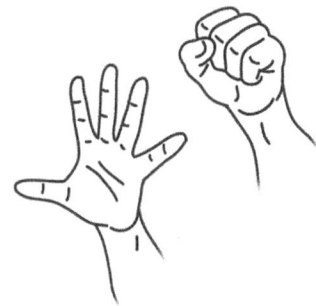

30 serrer / desserrer

26 Relaxe

Relaxe est un entraînement trompeur qui semble être facile. Cela ne vous essoufflera pas et à moins que ce ne soit une journée chaude, vous risquez de ne pas transpirer beaucoup. Mais il cible les tendons et ces minuscules groupes musculaires de soutien qui permettent aux groupes musculaires plus grands de mieux fonctionner, ce qui signifie que le lendemain, vous sentirez la différence et oui, cela peut même faire un peu mal aussi.

Objectif : Récupération, Détente

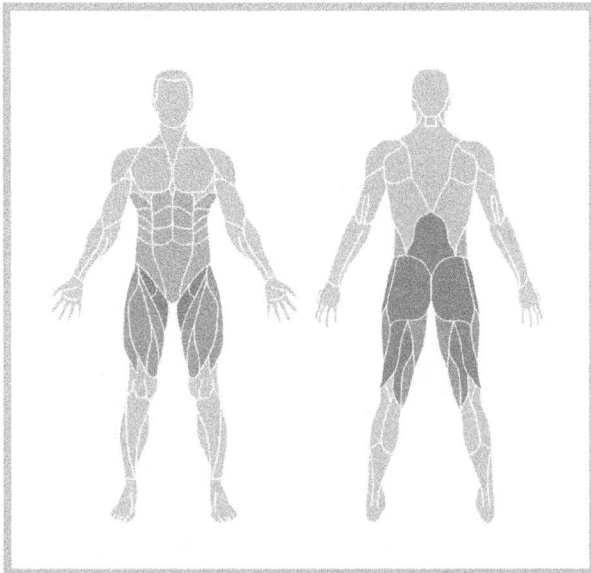

RELAXE

DAREBEE ENTRAÎNEMENT © darebee.com

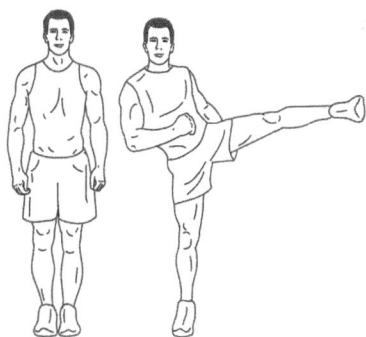

60sec levées de jambe

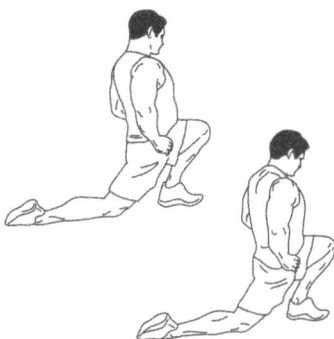

30sec étirement en fente

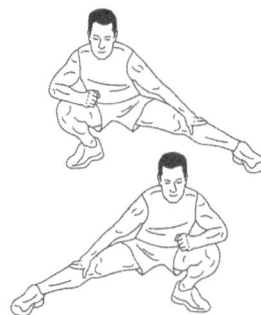

10sec fentes latérales

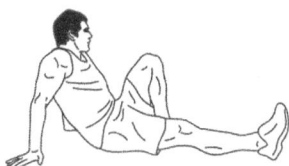

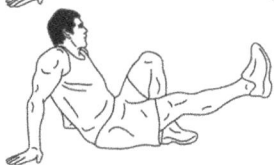

60sec levées de jambe + **30sec** maintien
changez de côté et répétez

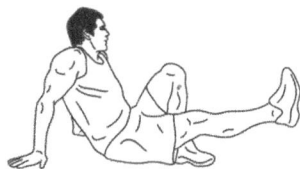

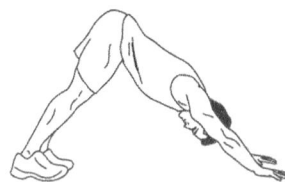

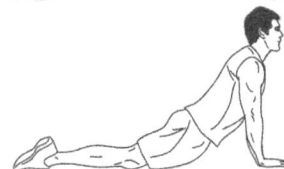

10sec chien tête en bas / en haut

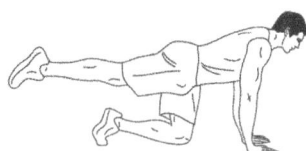

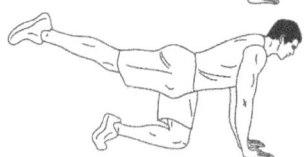

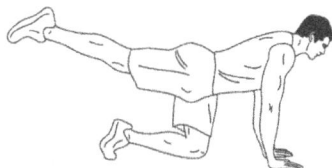

60sec balancements de jambe + **30sec** maintien
changez de côté et répétez

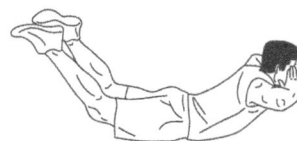

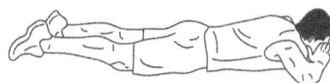

10sec extensions du dos

27 Urgence

Vous connaissez la sensation lorsque vous avez été surchargés toute la journée avec zéro temps pour vous-même? Zéro temps pour aider votre corps à rester fort et en bonne santé et votre esprit à rester clair? C'est là que l'entraînement *Urgence* entre en jeu. Rapide et direct. Cela vous aidera à remédier au déséquilibre des soins personnels en moins de temps que vous auriez besoin pour détailler à quel point votre journée a été mouvementée.

Objectif : Brûle-Graisse

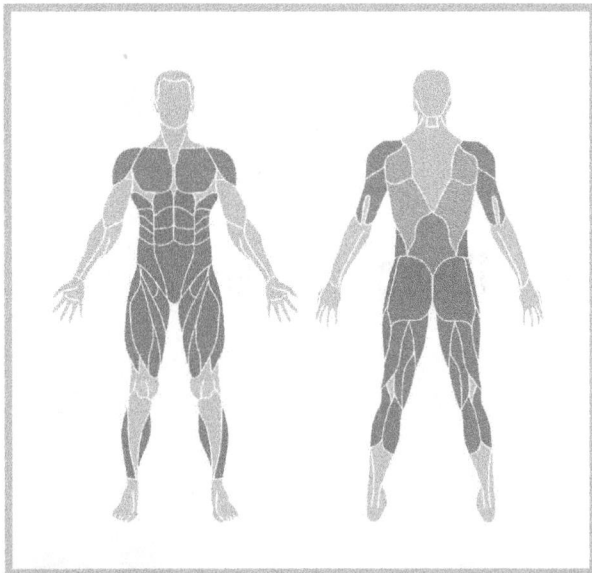

URGENCE

DAREBEE ENTRAÎNEMENT © darebee.com

Répétez 3 fois au total

2 minutes de repos entre les séries

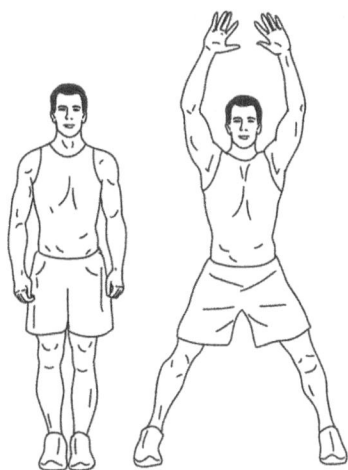

20 jumping jacks

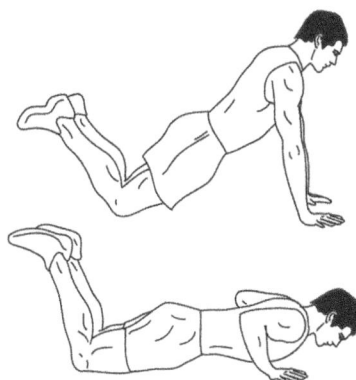

10 pompes sur les genoux

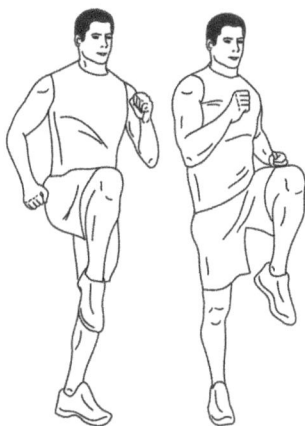

20 levées de genoux

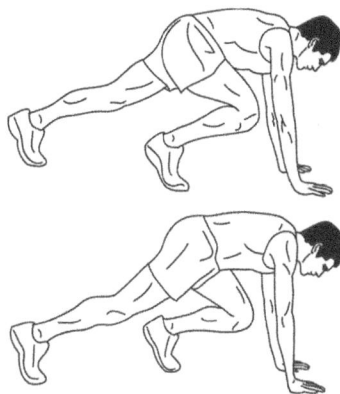

10 grimpeurs

28   Mollets Épiques

La force du bas du corps vous permet de combattre la gravité et d'utiliser votre corps comme si sa masse ne comptait pas. La force du bas du corps est multiple, nécessitant des tendons et des muscles, de la coordination et de l'endurance. *Mollets Épiques* offre ce qu'il promet. Ce n'est pas un entraînement extrêmement difficile, mais il vous aide à construire exactement ce dont vous avez besoin pour mieux contrôler votre propre corps.

Objectif : Brûle-Graisse

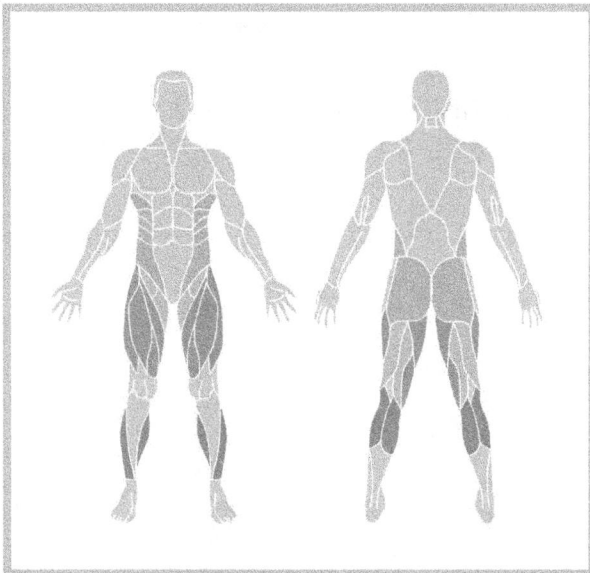

mollets
épiques

ENTRAÎNEMENT par DAREBEE © darebee.com

3 séries | 2 minutes de repos

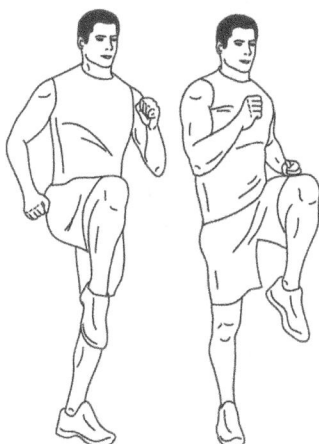

10 levées de genoux

6 talons levés

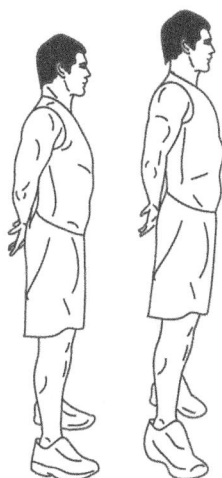

10 levées de genoux

6 talons levés

10 levées de genoux

6 talons levés

10 levées de genoux

6 talons levés

10 levées de genoux

6 talons levés

29 Fessiers Épiques

Les fessiers forts sont des moteurs de puissance. Ils vous aident à sauter, à donner des coups de pied et à courir plus vite; ralentir la fatigue et générer plus de puissance par volume de muscle que pratiquement n'importe quelle autre partie du corps. L'entraînement *Fessiers Épiques* vous aide à les développer progressivement, facilement et, surtout, sans vous empêcher de marcher le lendemain.

Objectif : Force & Tonification

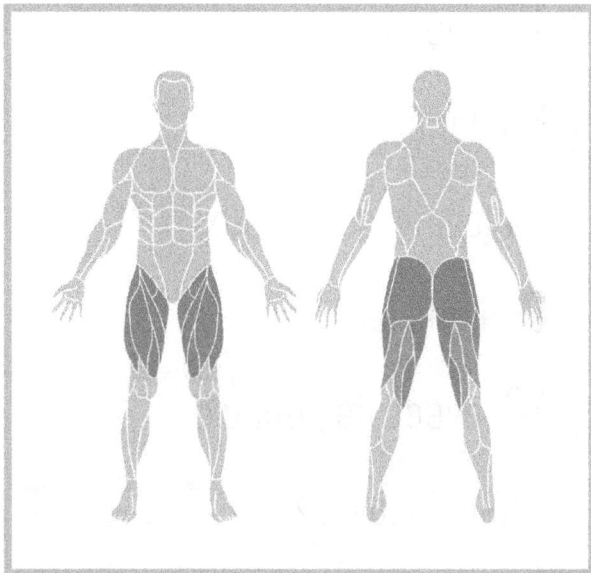

fessiers
épiques

ENTRAÎNEMENT par DAREBEE © darebee.com
3 séries | 2 minutes de repos

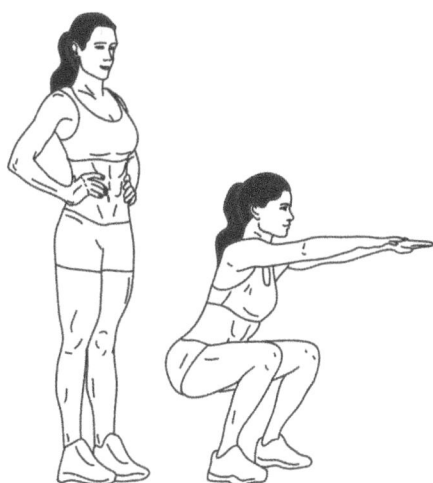

5 squats

5-count squat maintenu

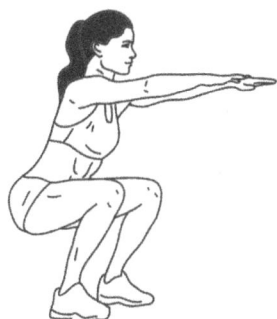

5 squats

5-count squat maintenu

5 squats

5-count squat maintenu

5 squats

5-count squat maintenu

5 squats

5-count squat maintenu

5-count = "en comptant jusqu'à 5"

Héros Au Quotidien

Chaque jour est une bataille. Votre futur est né de la lutte avec le présent. Les gains sont faits d'efforts. Rien de tout cela n'est facile, c'est pourquoi l'entraînement *Héros Au Quotidien* vous place au cœur de cette lutte et vous donne tout ce dont vous avez besoin pour gagner. Trois niveaux au choix. Un programme qui fait fonctionner votre système cardiovasculaire et peut remettre en question votre capacité VO2 Max. Vous savez juste que vous devez le faire.

Objectif : Brûle-Graisse

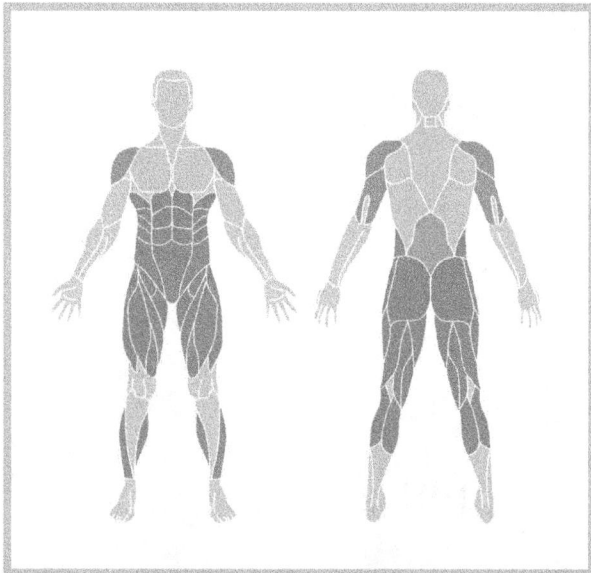

HÉROS
au quotidien

DAREBEE
ENTRAÎNEMENT
© darebee.com
Niveau I   3 séries
Niveau II 5 séries
Niveau III 7 séries
2 minutes repos

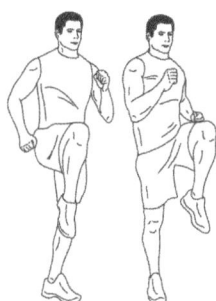

20 levées de genoux

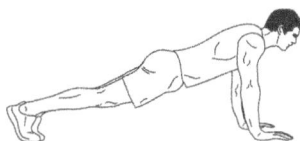

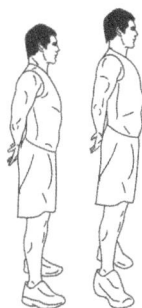

10-count planche

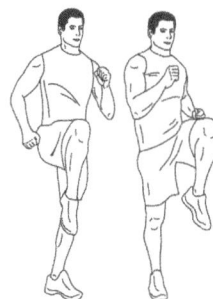

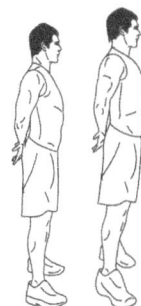

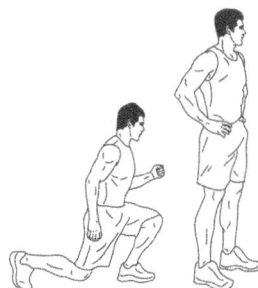

20 levées de genoux

5 talons levés

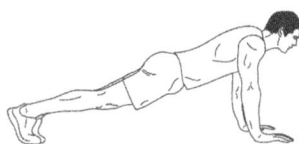

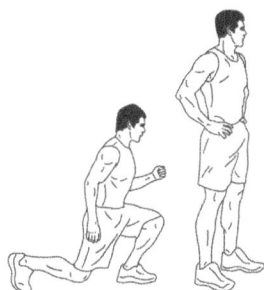

10-count planche

5 talons levés

10 fentes inversées

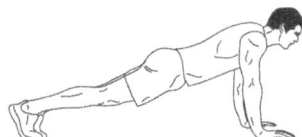

10-count planche

10 fentes inversées

10-count = "en comptant jusqu'à 10"

Explorateur

Si vous deviez explorer de nouveaux terrains, trouver des terres sauvages et vivre de nouvelles aventures fraîches, vous auriez besoin d'être parfaitement coordonné, en charge de votre corps et de votre destin avec le bas et le haut de votre corps parfaitement synchronisés. L'entraînement *Explorateur* est un pas dans cette direction.

Objectif : Brûle-Graisse

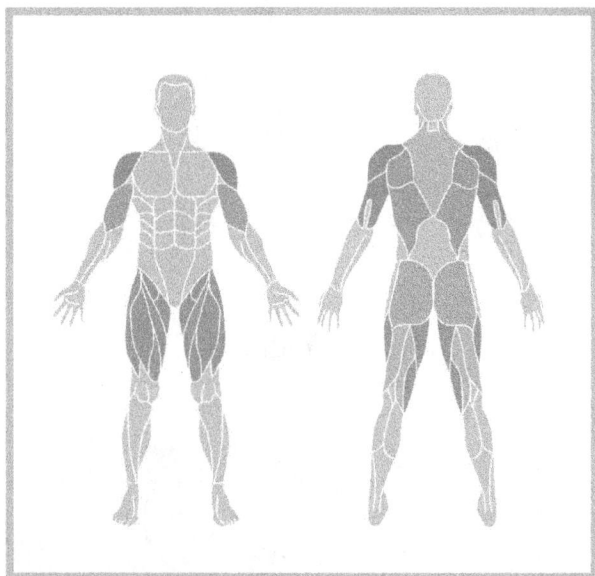

EXPLORATEUR

DAREBEE ENTRAÎNEMENT © darebee.com

NIVEAU I 3 séries **NIVEAU II** 5 séries **NIVEAU III** 7 séries **REPOS** jusqu'à 2 min

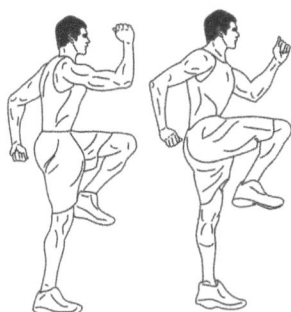

20 pas de marche

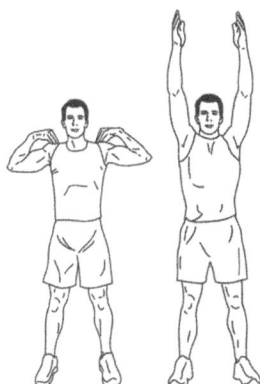

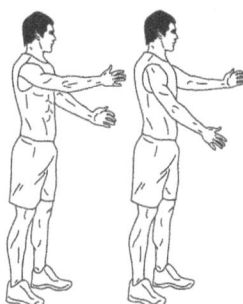

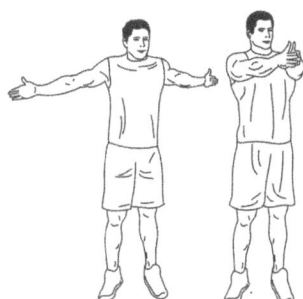

10 toucher-épaules

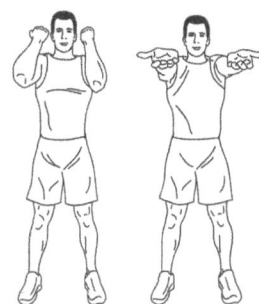

10 extensions de biceps

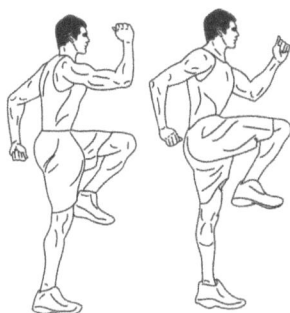

20 pas de marche

10 ciseaux à la verticale

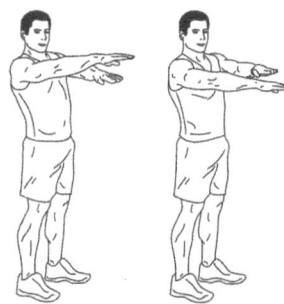

10 ciseaux à l'horizontale

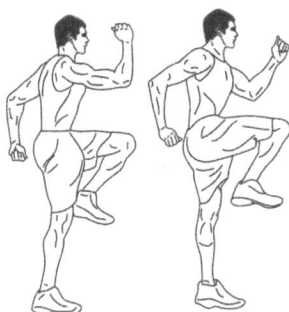

20 pas de marche

10 bras écartés

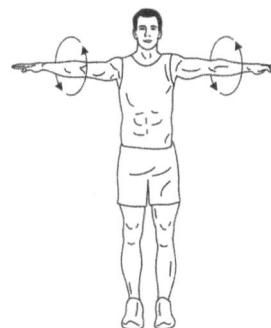

10 cercles de bras

32 Féroce

Il n'y a qu'une seule façon de ressentir lorsque vous faites un entraînement complet pour tout le corps qui vise à vous aider à augmenter la force, à développer la puissance et à améliorer le tonus musculaire et c'est bien. L'entraînement *Féroce* est alors à la hauteur de ses promesses, non seulement en vous faisant ressentir cela, mais aussi en étant implacablement agité.

Objectif : Force & Tonification

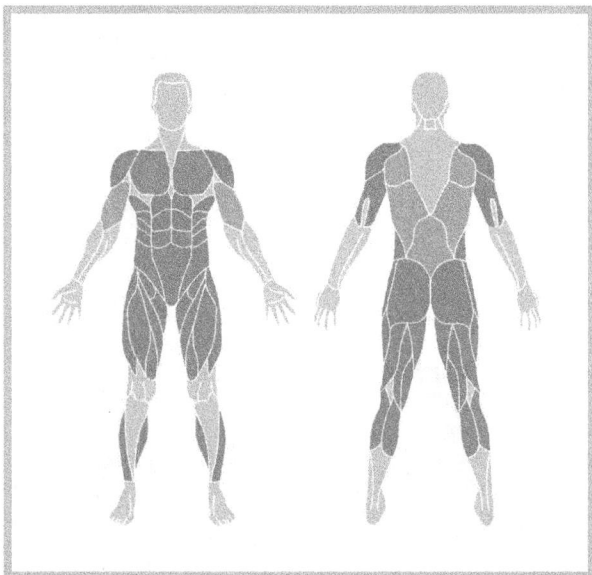

FÉROCE

DAREBEE ENTRAÎNEMENT © darebee.com

NIVEAU I 3 séries **NIVEAU II** 5 séries **NIVEAU III** 7 séries **REPOS** jusqu'à 2 min

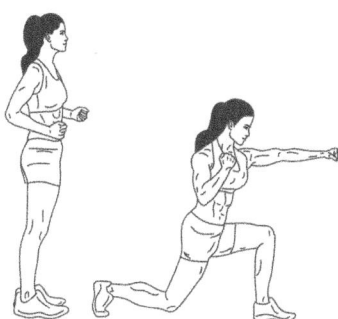

10 fentes avec coups de poing

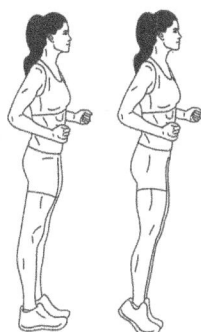

10 talons levés

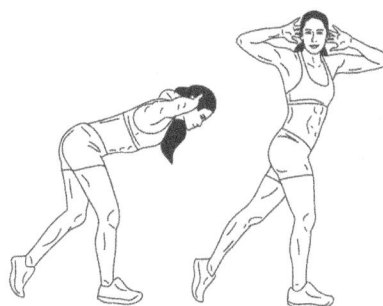

10 deadlift & twist

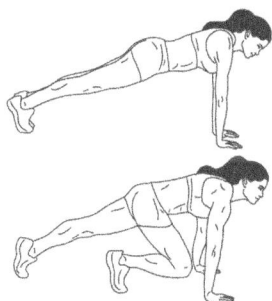

6 grimpeurs lents

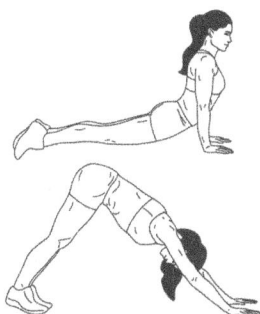

6 downward upward dog

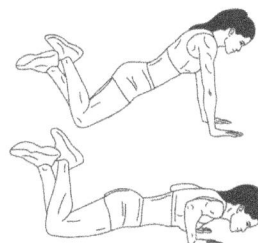

6 pompes sur les genoux

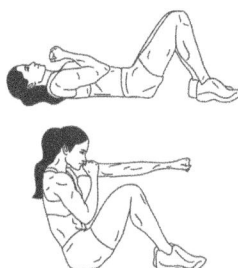

6 sit-up punches

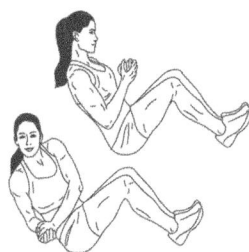

6 sitting twists

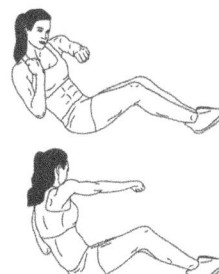

6 sitting punches

33 5 Minutes En Plus

Lorsque cinq minutes sont tout le temps libre que vous avez dans votre journée, vous pouvez toujours avoir un entraînement qui améliore votre équilibre, votre coordination, votre force du core, vos abdominaux latéraux, vos tendons de la hanche, vos fessiers, vos quadriceps et vos ischio-jambiers. L'entraînement *5 Minutes En Plus* fait tout cela en cinq minutes. Tenez-vous au dossier d'une chaise ou d'une table pour garder l'équilibre. Gardez votre dos aussi droit que possible tout au long de l'entraînement.

Objectif : Force & Tonification

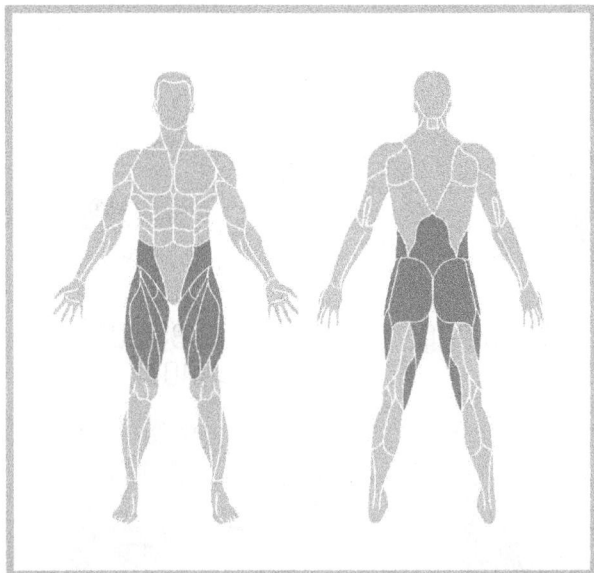

5 MINUTES
EN PLUS

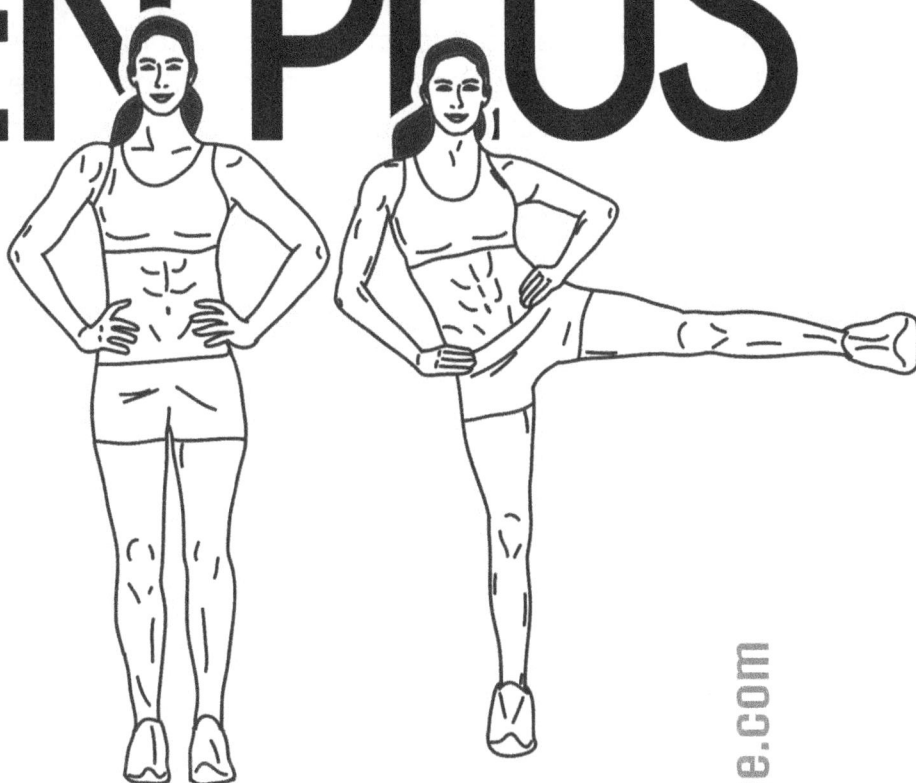

30 levées latérales de jambe (droite)

30 levées latérales de jambe (gauche)

60 secondes repos

30 levées latérales de jambe (droite)

30 levées latérales de jambe (gauche)

60 secondes repos

30 levées latérales de jambe (droite)

30 levées latérales de jambe (gauche)

finish

34 Bonjour

Bonjour est un entraînement à impact modéré qui renforce les os, les muscles, les tendons et les ligaments, favorise une bonne condition faciale et vous aide à développer une meilleure santé cardiovasculaire et une meilleure endurance aérobie.

Objectif : Brûle-Graisse

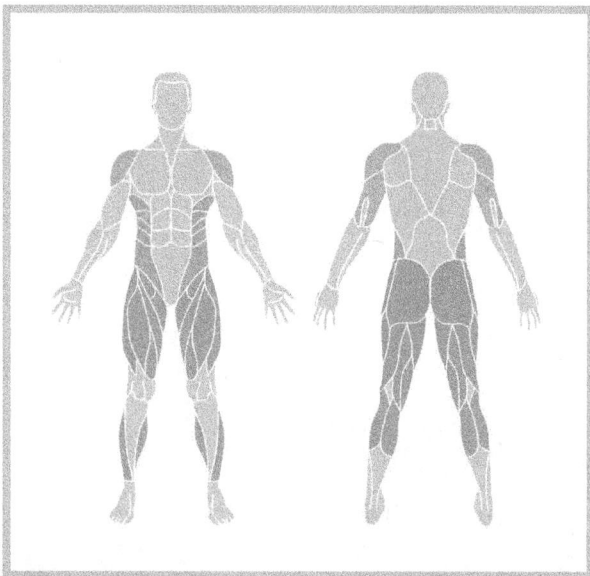

BONJOUR

DAREBEE ENTRAÎNEMENT © darebee.com

NIVEAU I 3 séries **NIVEAU II** 5 séries **NIVEAU III** 7 séries **REPOS** jusqu'à 2 min

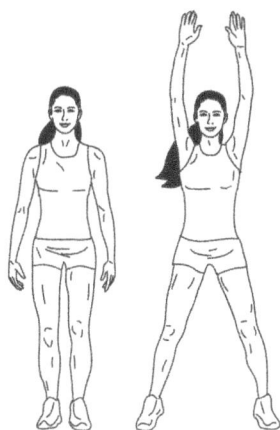

10 jumping jacks

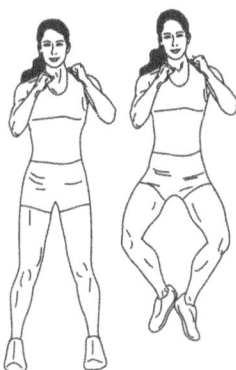

un saut en frappant
les talons

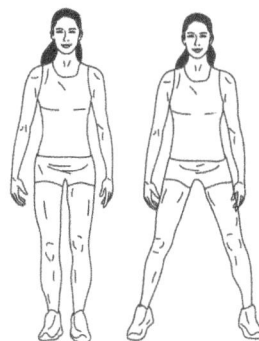

10 sauts écarté-serré

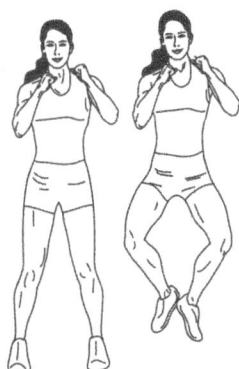

un saut en frappant
les talons

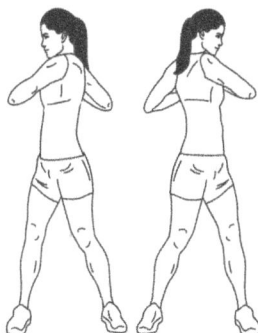

10 torsions

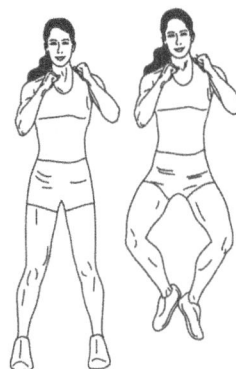

un saut en frappant
les talons

Belle Matinée

Pour commencer la journée, vous avez vraiment besoin d'un entraînement qui stimulera votre cœur, augmentera votre température corporelle et vous fera vous sentir bien tout au long de la journée. L'entraînement *Belle Matinée* gagnera sur tous ces fronts.

Objectif : Brûle-Graisse

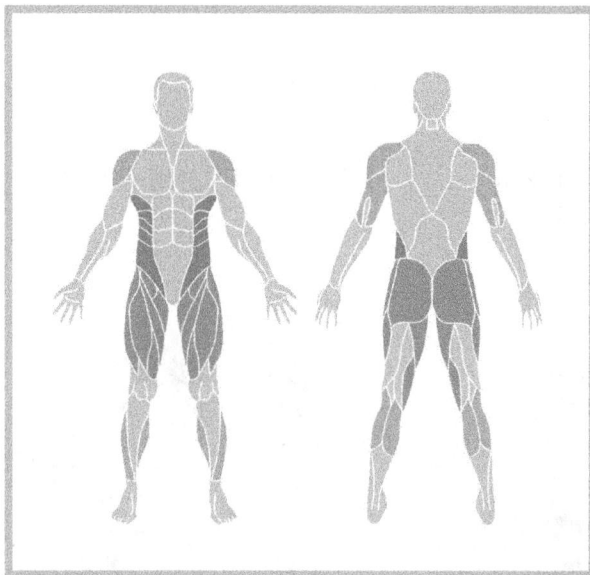

Belle Matinée

DAREBEE ENTRAÎNEMENT © darebee.com

NIVEAU I 3 séries **NIVEAU II** 5 séries **NIVEAU III** 7 séries **REPOS** jusqu'à 2 min

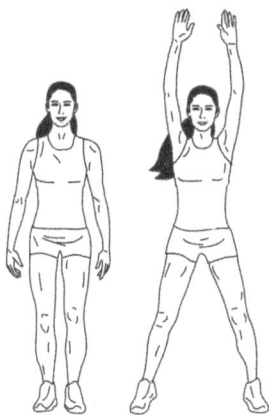

10 jumping jacks

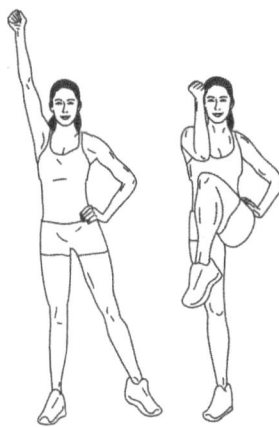

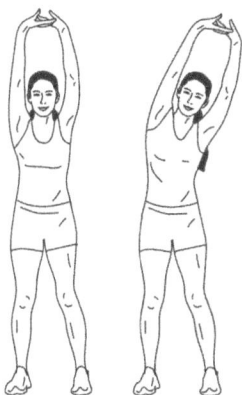

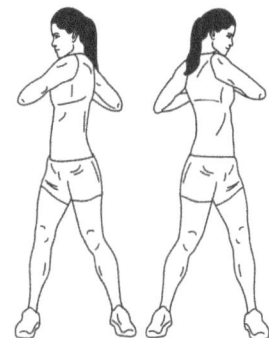

4 genou-au-coudes

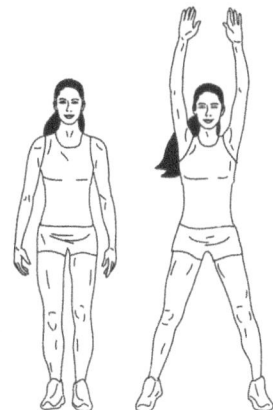

10 jumping jacks

4 flexions latérales

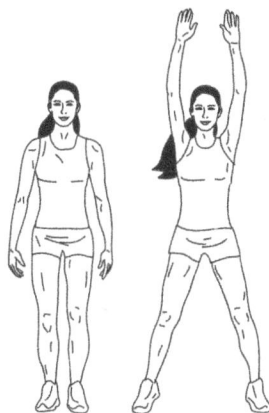

10 jumping jacks

4 torsions du buste

36 Maintien Parfait

Une minute n'a probablement jamais semblé aussi longue que lorsque vous faites l'entraînement *Maintien Parfait*. C'est exactement pourquoi vous ne disposez que de cinq minutes au total. Pourtant, il s'agit toujours d'un entraînement difficile de niveau III qui transformera la façon dont votre corps se sent, se tient debout et bouge.

Objectif : Force & Tonification

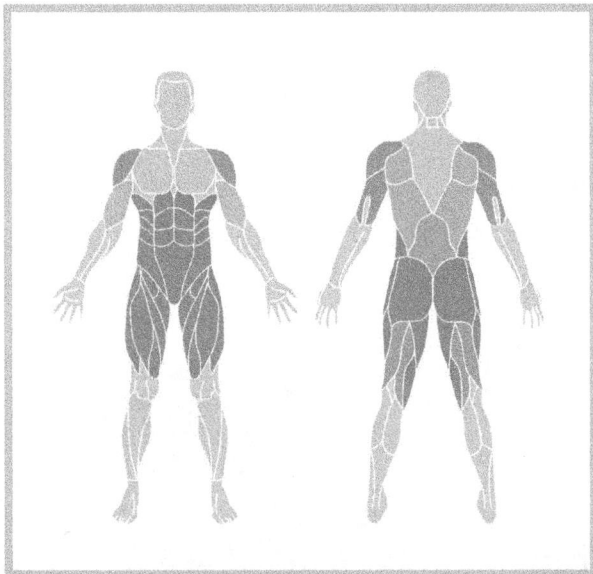

MAINTIEN PARFAIT

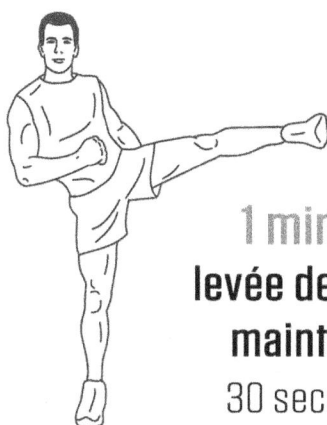

1 minute
levée de jambe
maintenue
30 secondes
de chaque côté

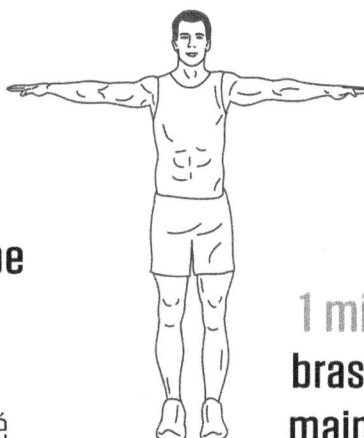

1 minute
bras levés
maintenus

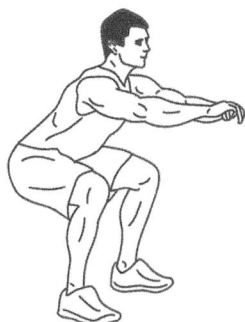

1 minute
squat maintenu

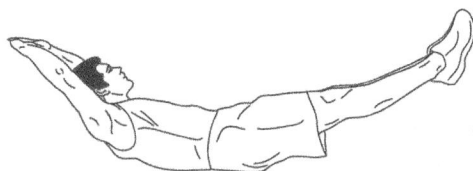

1 minute
barque maintenue

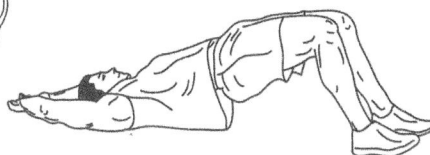

1 minute
pont maintenu

Ici & Maintenant

Ici & Maintenant est un entraînement pour le bas du corps qui utilise une combinaison de mouvements dynamiques et statiques pour aider les muscles du bas du corps à devenir plus forts et plus solides. Vous allez faire bouger vos grands groupes musculaires pour que vos systèmes cardiovasculaire et aérobie se mettent automatiquement en marche. Chronométrez votre respiration avec vos efforts pour tirer le maximum d'avantages de cet entraînement.

Objectif : Brûle-Graisse

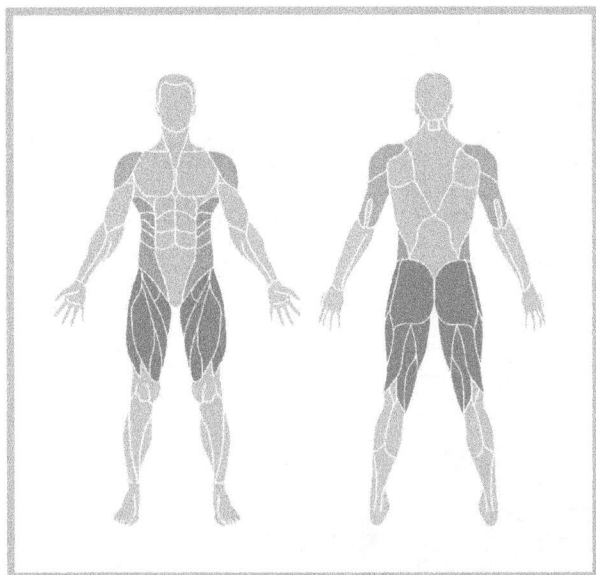

ICI
&MAINTENANT

DAREBEE ENTRAÎNEMENT © darebee.com

NIVEAU I 3 séries **NIVRAU II** 5 séries **NIVEAU III** 7 séries **REPOS** jusqu'à 2 min

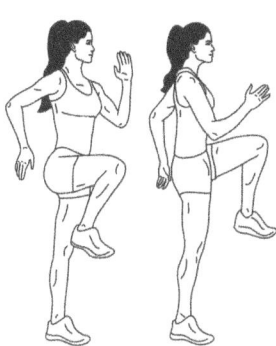

20 pas de marche

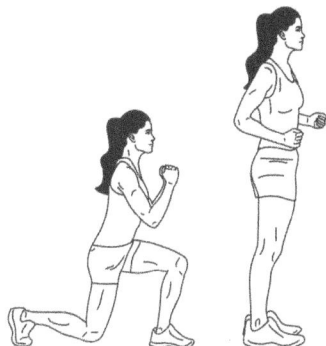

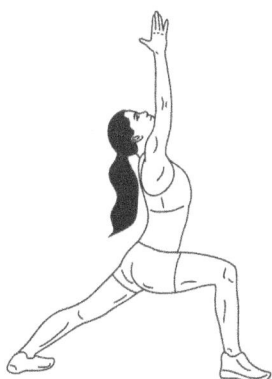

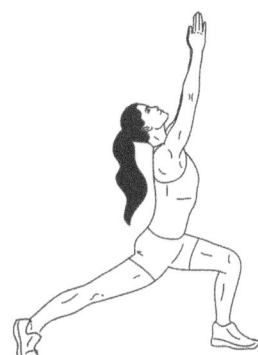

6 fentes inversées

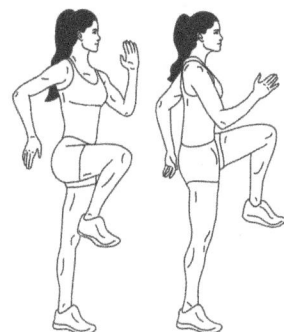

20 pas de marche

20-count étirement du côté droit

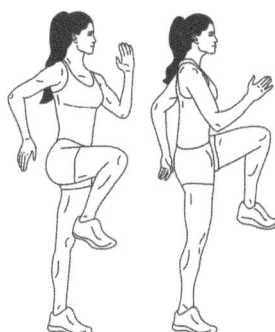

20 pas de marche

20-count étirement du côté gauche

20-count = "en comptant jusqu'à 20"

38   Insomnie Yoga

Les exercices de yoga peuvent aider à calmer le monologue indiscipliné de votre esprit et aider votre corps à se détendre. La relaxation physique et le déstressage créent des états neurochimiques correspondants dans votre esprit. Tout cela peut constituer une excellente routine physique de fin de journée qui vous aidera à profiter d'une meilleure nuit de sommeil. *Insomnie Yoga* est un entraînement qui aborde la dynamique de l'équilibre entre le monde intérieur et le monde extérieur et vous aide à mieux vous concentrer.

Objectif : Yoga

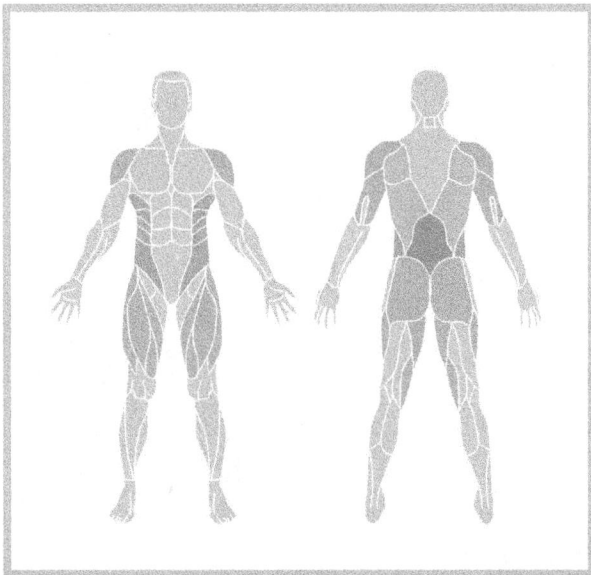

INSOMNIE
YOGA

DAREBEE ENTRAÎNEMENT © darebee.com
Maintenez chaque posture pendant 30 secondes puis passez au suivante.

1
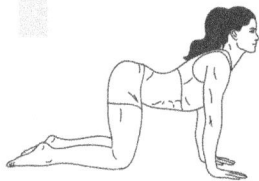

2
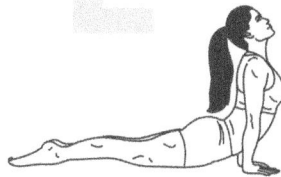

3
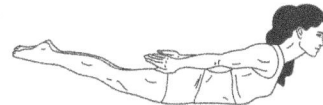

4
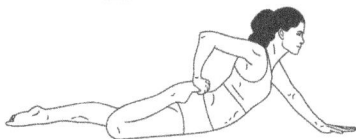

5
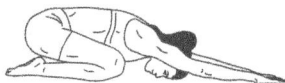

6
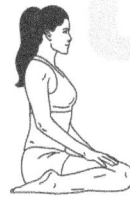

7
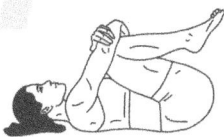

8
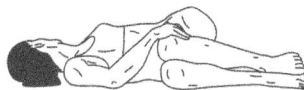

9
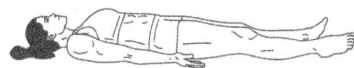

39 Tendons En Fer

Les tendons sont les câbles qui ancrent les muscles aux os et libèrent leur puissance. L'entraînement *Tendons En Fer* aidera vos tendons à devenir plus forts et vos mouvements à devenir plus fluides. De plus, cela vous fera vous sentir mieux.

Objectif : Récupération

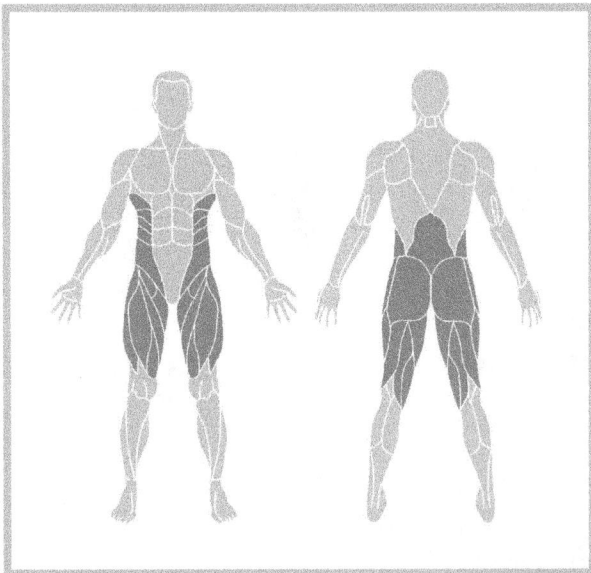

TENDONS
EN FER
BAS DU CORPS

ENTRAÎNEMENT par DAREBEE © darebee.com

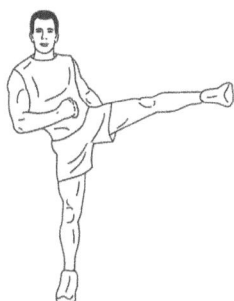

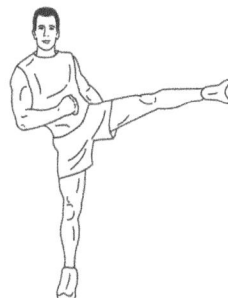

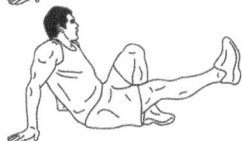

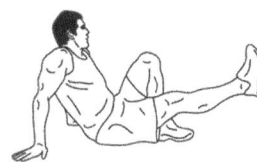

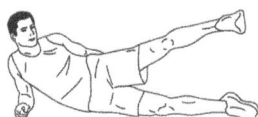

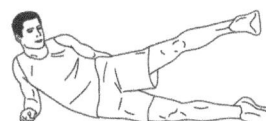

10-count maintien   **30** levées de jambe   **10-count** maintien

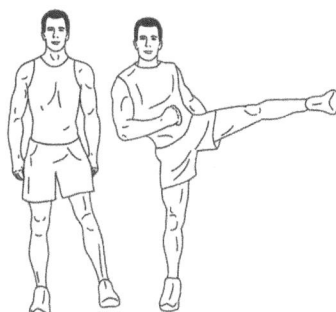

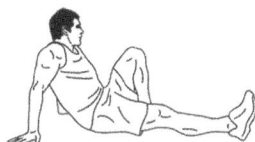

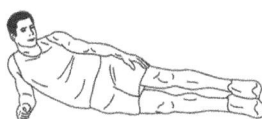

changez de jambe et répétez la séquence

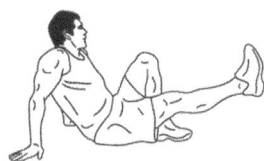

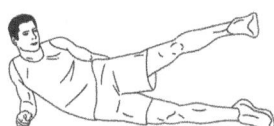

10-count maintien   **30** levées de jambe   **10-count** maintien

changez de jambe et répétez la séquence

10-count maintien   **30** levées de jambe   **10-count** maintien

changez de jambe et répétez la séquence

40 Voyage Avant Destination

La devise de Darebee est que «Le fitness est un voyage, pas une destination.» *Voyage Avant Destination* est donc un entraînement qui illustre cette prémisse. En déployant un mélange d'exercices, il active toutes les chaînes cinétiques du corps, ce qui en fait un entraînement complet qui vous permettra de respirer plus vite et de vous sentir plus chaud.

Objectif : Force & Tonification

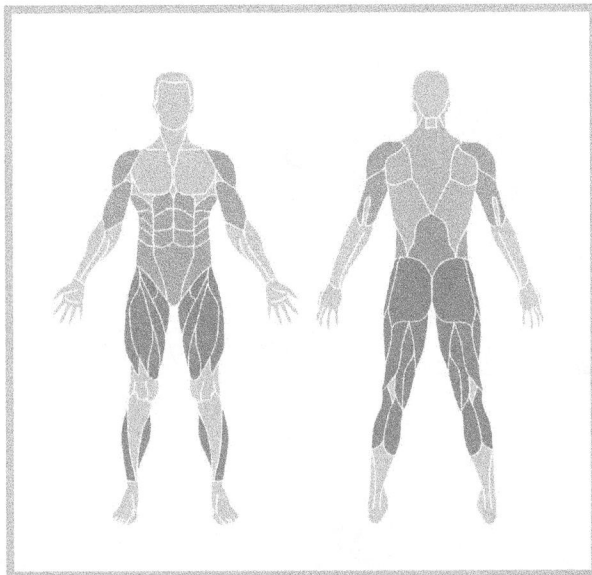

VOYAGE
AVANT DESTINATION

DAREBEE ENTRAÎNEMENT © darebee.com

NIVEAU I 3 séries **NIVEAU II** 5 séries **NIVEAU III** 7 séries **REPOS** jusqu'à 2 min

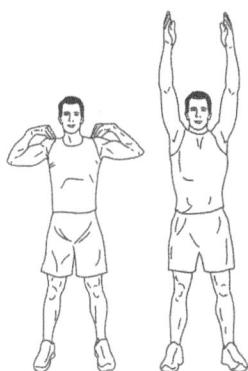

20 toucher-épaules

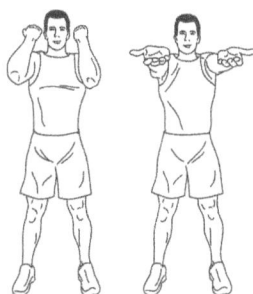

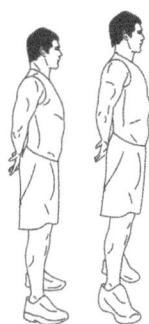

20 extensions de biceps

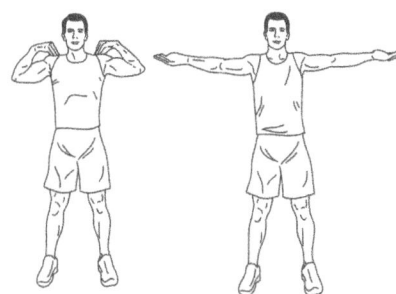

20 toucher-épaules

10 talons levés

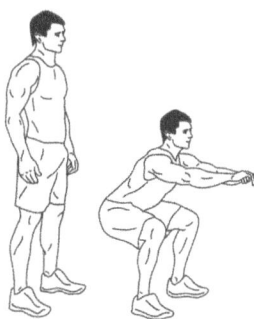

5 squats

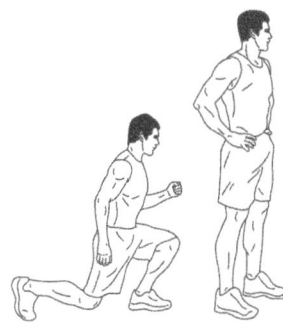

10 fentes inversées

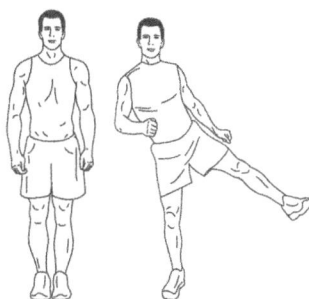

10 levées de jambe

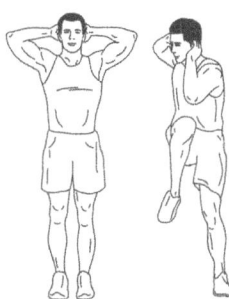

10 genou-au-coudes

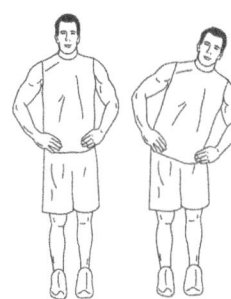

10 flexions de côté

41 Gardien

Certains entraînements ont cette qualité de séjour où vous voulez simplement les faire au maximum, puis y revenir de temps en temps. *Gardien* est un tel entraînement. Faible intensité. Exaltant le nombre de groupes musculaires qu'il recrute. Il vous construit sans avoir à vous démolir.

Objectif : Force & Tonification

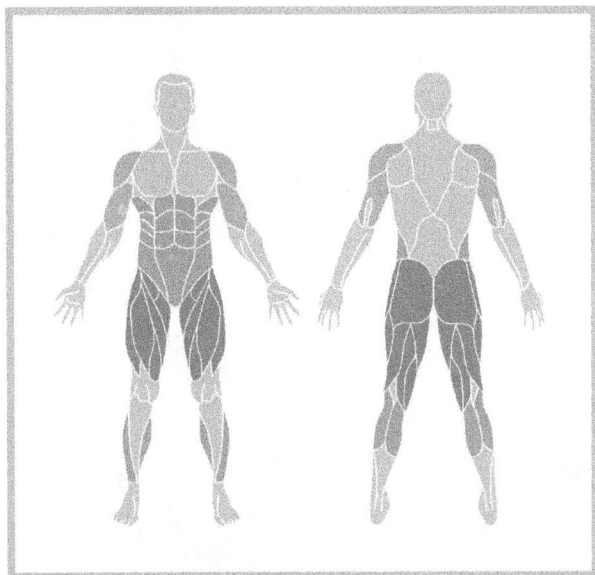

GARDIEN

DAREBEE ENTRAÎNEMENT © darebee.com

NIVEAU I 3 séries **NIVEAU II** 5 séries **NIVEAU III** 7 séries **REPOS** jusqu'à 2 min

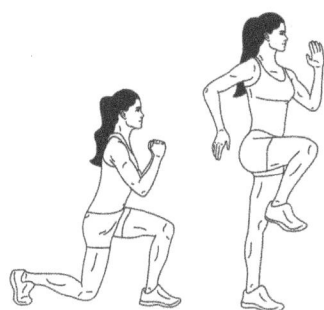

4 fentes avec levée de genou

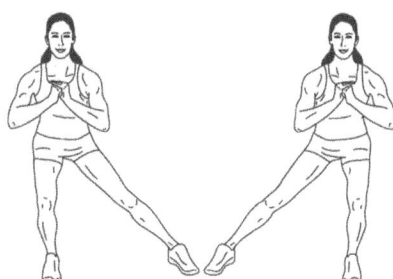

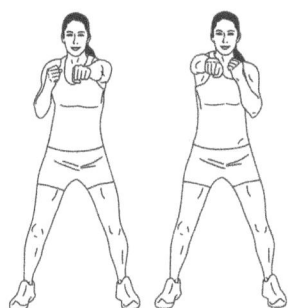

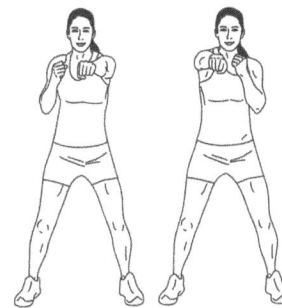

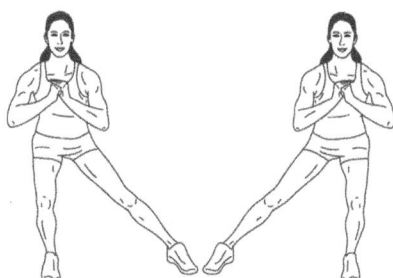

4 fentes latérales

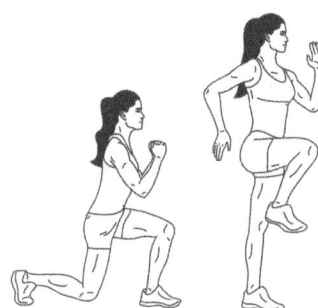

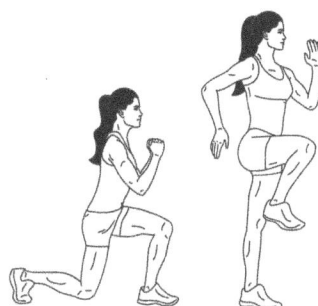

4 fentes avec levée de genou

20 coups de poing

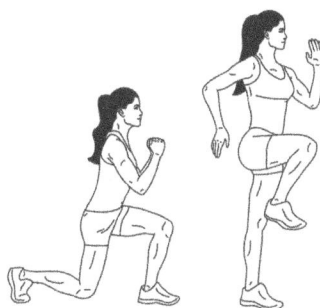

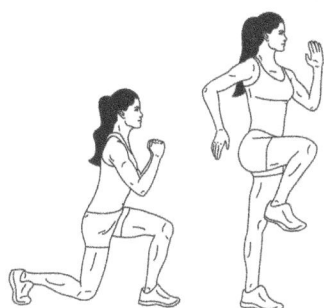

4 fentes avec levée de genou

20 coups de poing

4 fentes avec levée de genou

4 fentes latérales

4 fentes avec levée de genou

42 Chevalier

Les pas de chevalier sont un exercice qui vous oblige à partir d'une position agenouillée, puis à utiliser la dernière jambe que vous avez soulevée pour vous agenouiller à nouveau, ce qui signifie que, tout comme un chevalier, vous utiliserez maintenant l'autre jambe pour vous lever. *Chevalier* est un entraînement qui fait travailler tout votre corps mais met l'accent sur vos quadriceps, fessiers, bas du dos et core. Essayez de garder votre buste droit pendant les pas de chevalier et de garder votre respiration profonde et uniforme.

Objectif : Force & Tonification

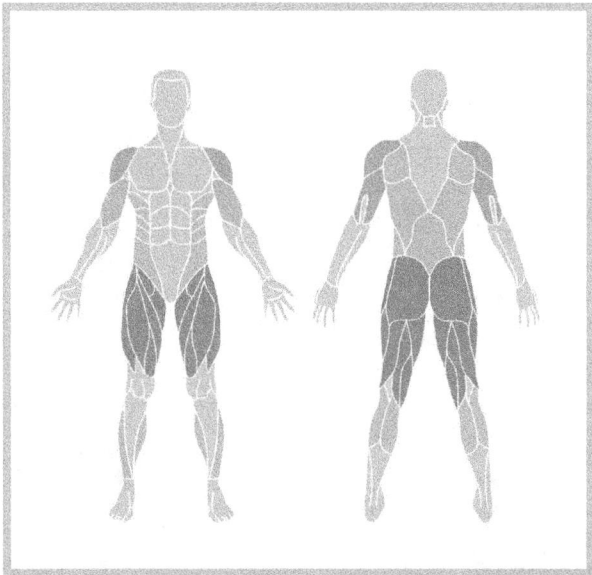

CHEVALIER

DAREBEE ENTRAÎNEMENT © darebee.com

NIVEAU I 3 séries **NIVEAU II** 5 séries **NIVEAU III** 7 séries **REPOS** jusqu'à 2 min

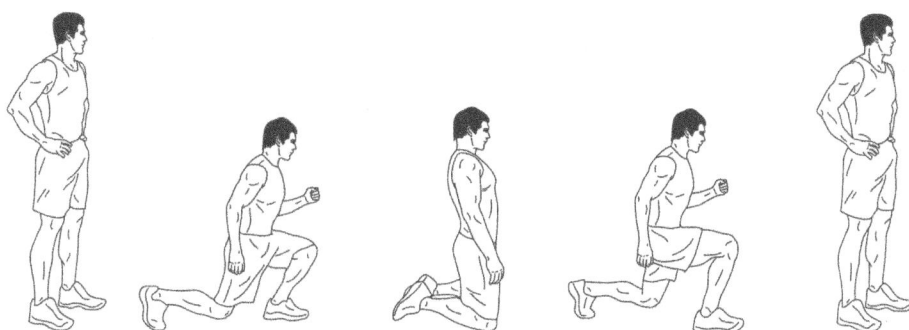

10 pas de chevalier

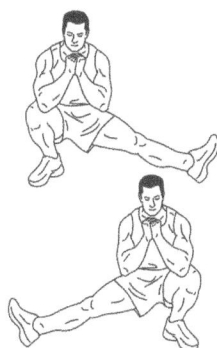

10 fentes laterales profondes

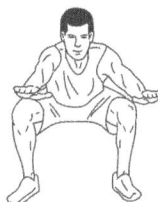

10-count squat maintenu

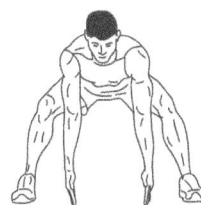

10-count squat plié maintenu

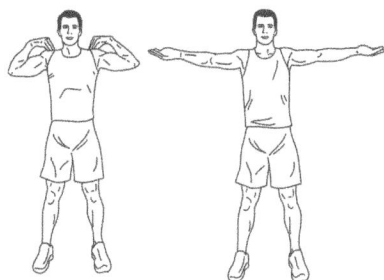

10 toucher-épaules

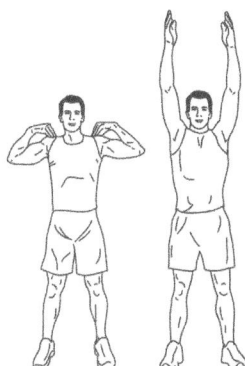

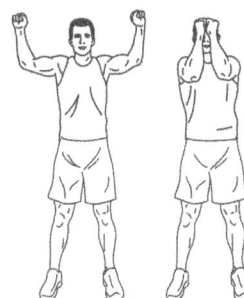

10 toucher-épaules

10 toucher-coudes

43 Ours Paresseux

Ce n'est pas parce qu'il y a des jours où vous n'avez pas envie de sauter ou de repousser les limites de ce que vous pouvez faire que vous devriez renoncer à faire de l'exercice. L'entraînement *Ours Paresseux* a été créé pour ces jours-là. Cela vous donne la possibilité de ne pas dépenser trop d'énergie. Il entraîne pratiquement tout le corps. Il aborde les problèmes de flexibilité des tendons et de core, ce qui signifie qu'il contribue à l'agilité et à la mobilité globale des articulations.

Objectif : Récupération

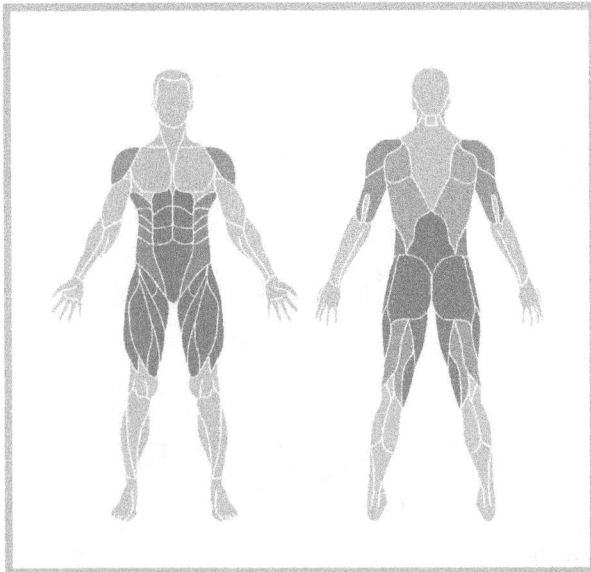

OURS PARESSEUX

DAREBEE ENTRAÎNEMENT © darebee.com

NIVEAU I 3 séries **NIVEAU II** 5 séries **NIVEAU III** 7 séries **REPOS** jusqu'à 2 min

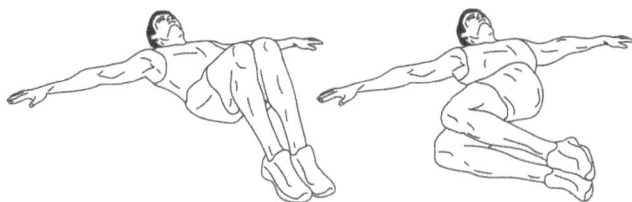

10 rotations du bassin

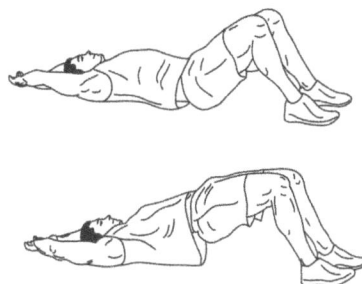

10 bridges

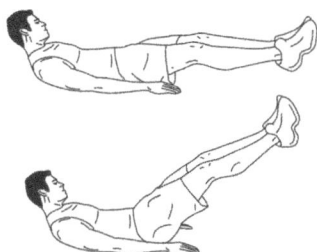

10 levées de jambes

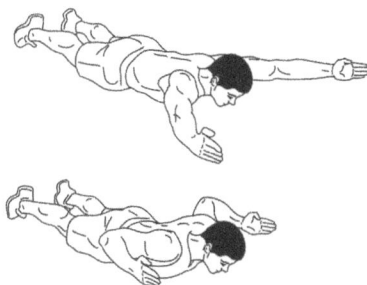

10 W-extensions

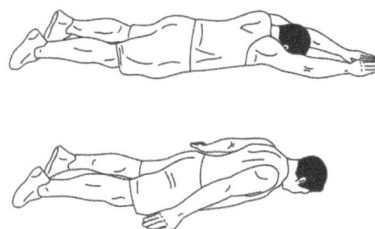

10 anges inversés

44 Moins Est Plus

Un exercice «simple» à chaîne cinétique fermée, comme une pompe, a le potentiel d'augmenter de manière exponentielle la charge mécanique et métabolique sur les muscles et de fournir le type d'entraînement qui vous laissera haletant pour un répit. L'entraînement *Moins Est Plus* est la réponse à votre quête pour ce genre de chose.

Objectif : Force & Tonification

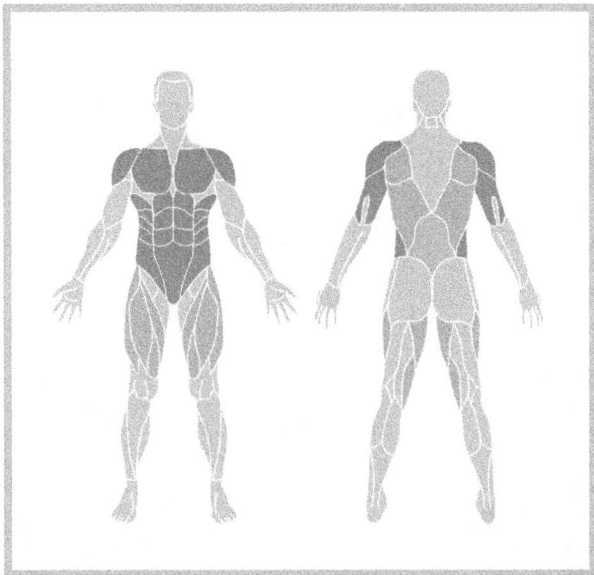

MOINS EST PLUS

DAREBEE ENTRAÎNEMENT © darebee.com

NIVEAU I 3 séries **NIVEAU II** 4 séries **NIVEAU III** 5 séries
jusqu'à 2 minutes de repos entre les séries

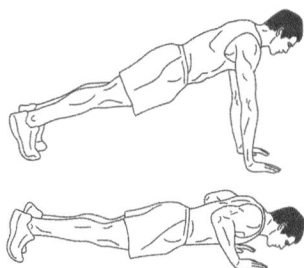

5 pompes

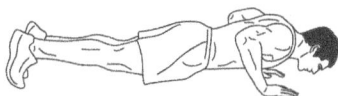

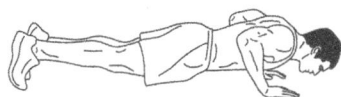

5-count planche basse
maintenue

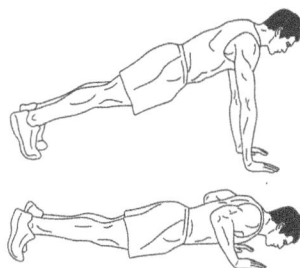

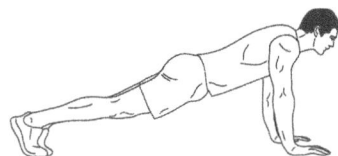

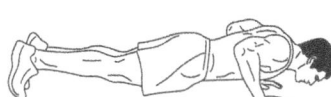

5 pompes

5-count planche basse
maintenue

5-count planche
maintenue

5-count planche basse
maintenue

5-count = "en comptant jusqu'à 5"

45   Permis De Transpirer

Le lien entre l'exercice, la transpiration et la fatigue est bien documenté. *Permis De Transpirer* est un entraînement qui augmentera indéniablement la température de votre corps et vous aidera à atteindre la zone de sudation dès la première étape. Cela signifie que votre dépense énergétique augmentera également, ce qui en fait un entraînement intensif et rationalisé.

Objectif : Brûle-Graisse

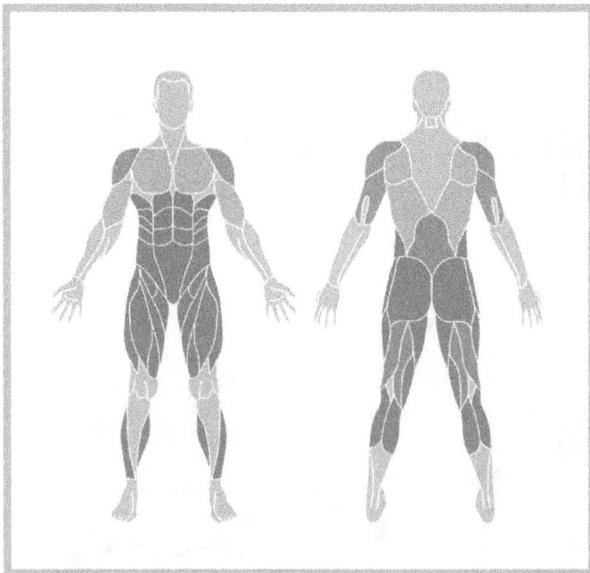

PERMIS DE TRANSPIRER

DAREBEE ENTRAÎNEMENT © darebee.com

NIVEAU I 3 séries **NIVEAU II** 5 séries **NIVEAU III** 7 séries **REPOS** jusqu'à 2 min

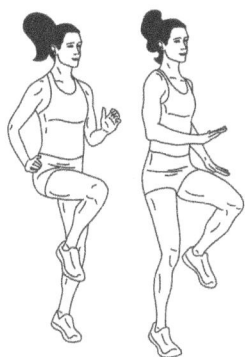

10 levées de genoux

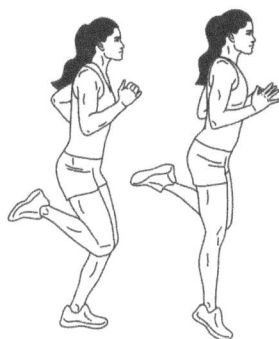

10 talons fesses

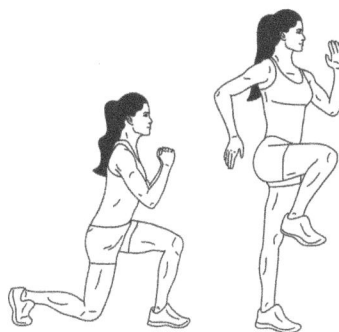

10 fentes avec levée de genou

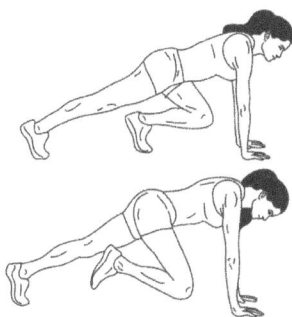

10 grimpeurs

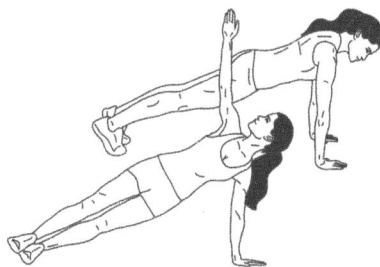

10 rotations en planche

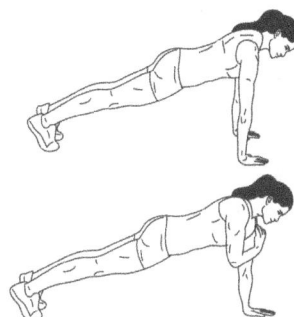

10 toucher-épaules en planche

46 Plus Fort Que Les Mots

Vous voulez vraiment que vos entraînements parlent d'eux-mêmes et *Plus Fort Que Les Mots* est le genre d'entraînement qui en dit long sur qui vous êtes, ce que vous pouvez faire et sur quoi vous vous concentrez. Un entraînement intensif qui met au défi votre VO2 Max et fait travailler votre système cardiovasculaire, il changera la façon dont vous communiquez avec votre corps.

Objectif : Brûle-Graisse

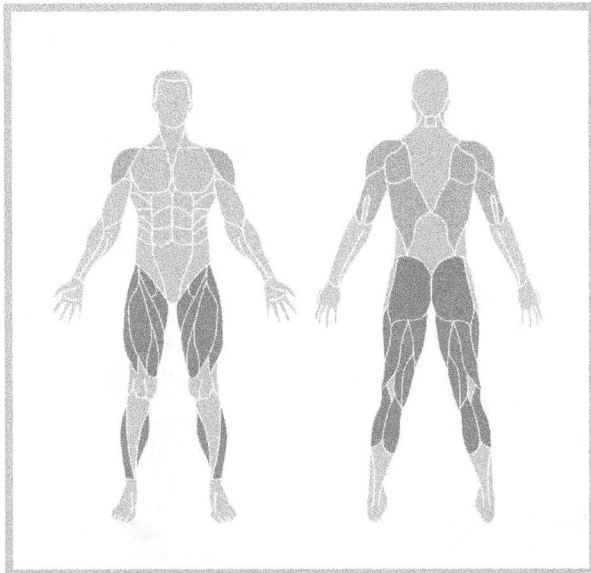

PLUS FORT
QUE LES MOTS

DAREBEE ENTRAÎNEMENT © darebee.com

Niveau I 3 séries **Niveau II** 5 séries **Niveau III** 7 séries
2 minutes de repos

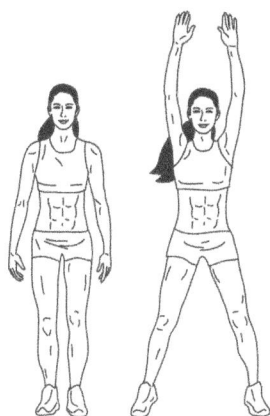

10 jumping jacks

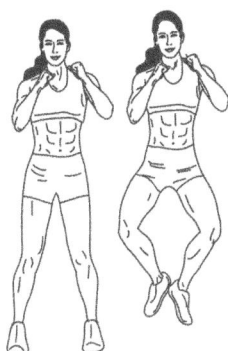

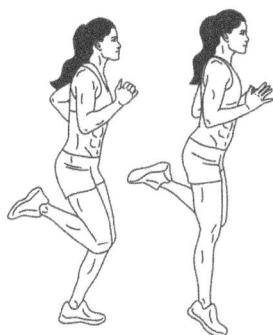

2 sauts en frappant les talons

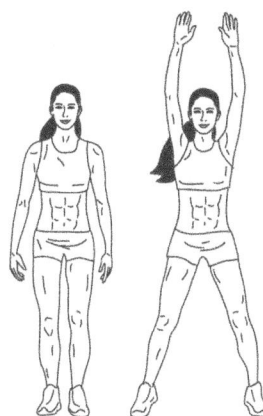

10 jumping jacks

10 talons fesses

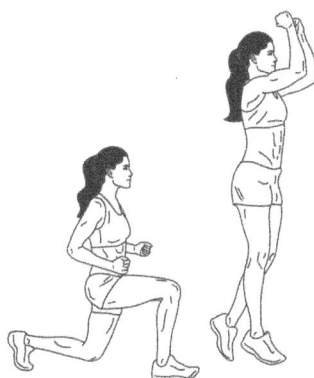

2 fentes sautées

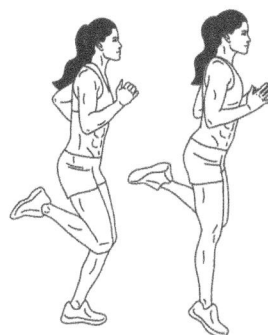

10 talons fesses

47 Puissance Des Tendons

Si les muscles sont les moteurs qui nous alimentent, les tendons sont les ancres qui aident ce moteur à fonctionner correctement. Les tendons ne relient pas seulement le tissu musculaire à l'os, la force du point d'ancrage détermine à quel point un muscle peut travailler dur, quelle énergie explosive il peut générer et dans quelle mesure il peut résister à la fatigue. L'entraînement *Puissance Des Tendons* du bas du corps est conçu pour aider le bas du corps à fonctionner à son meilleur.

Objectif : Récupération

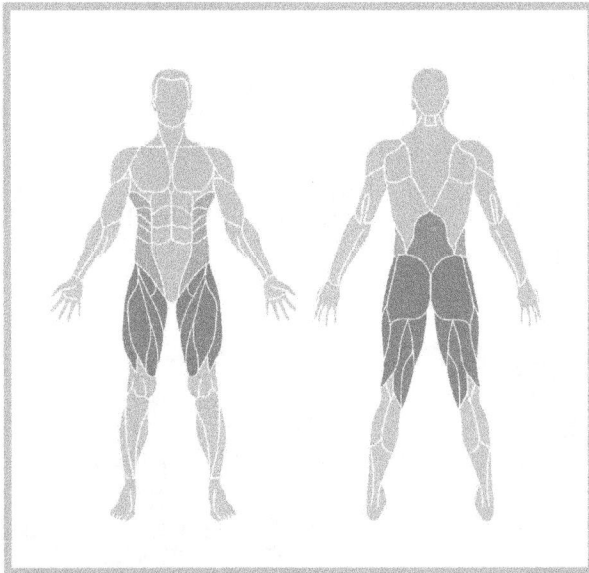

PUISSANCE
DES TENDONS
DU BAS DU CORPS

DAREBEE ENTRAÎNEMENT © darebee.com

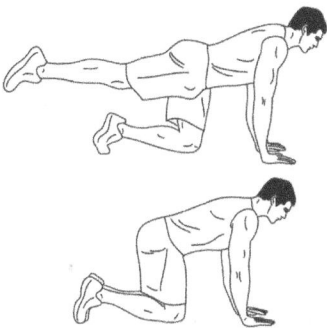

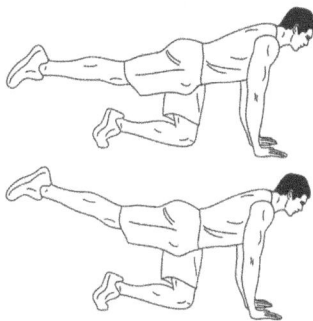

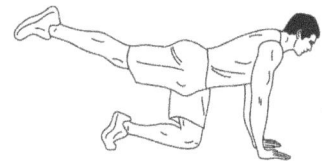

20sec extensions de jambes + **20sec** battements de jambes + **20sec** maintien
changez de côté et répétez la séquence

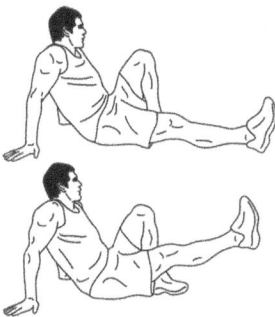

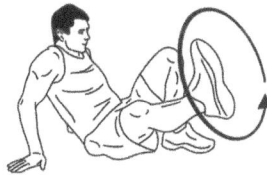

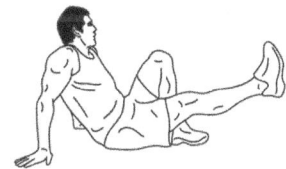

20sec levées de jambes + **20sec** cercles de jambe + **20sec** maintien
changez de côté et répétez la séquence

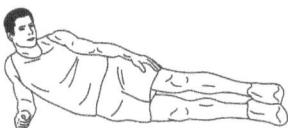

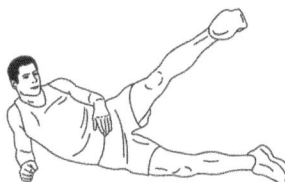

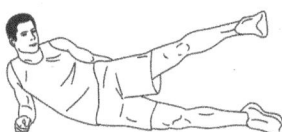

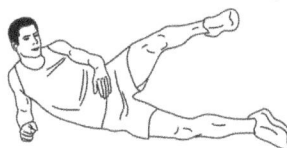

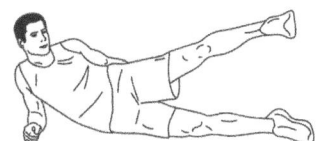

20sec levées de jambes + **20sec** coups de pied + **20sec** maintien
changez de côté et répétez la séquence

48 Vas-Y, Allez !
Fais-Moi Plaisir !

Si vous voulez vous déplacer vite, changer de direction rapidement, combattre avec une efficacité dévastatrice, alors vous devez soit déménager sur une planète avec une gravité plus faible, soit réduire la masse de votre corps, vous rendant ainsi plus léger. L'entraînement *Vas-y, Allez ! Fais-Moi Plaisir !* fait exactement cela, en vous faisant vous sentir plus léger. Les exercices successifs projettent votre poids contre la gravité et vous finissez par avoir le souffle coupé. Cela ne convient pas aux débutants. Là encore, si vous avez lu jusqu'ici, vous n'êtes probablement pas un débutant.

Objectif : Brûle-Graisse

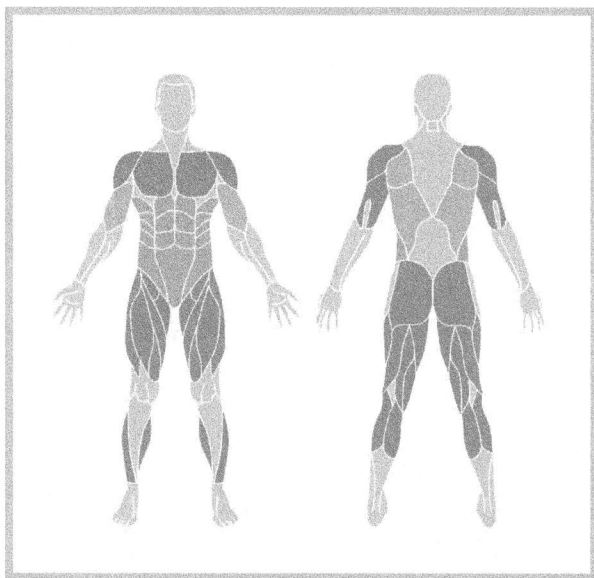

VAS-Y, ALLEZ !
FAIS-MOI PLAISIR !

DAREBEE ENTRAÎNEMENT
© darebee.com
NIVEAU I 3 sets
NIVEAU II 5 sets
NIVEAU III 7 sets
jusqu'à 2 minutes de
repos entre les séries

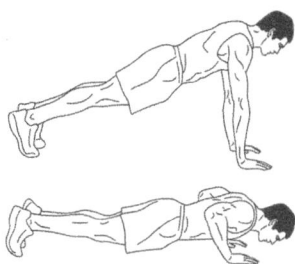

2 pompes

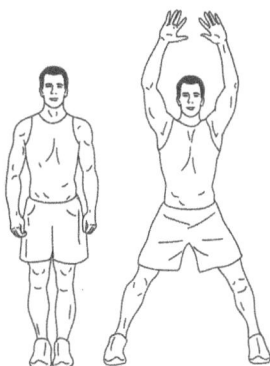

10 jumping jacks

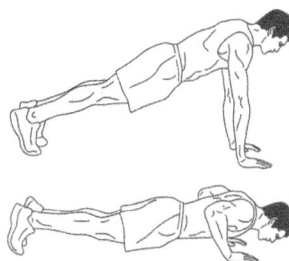

2 pompes

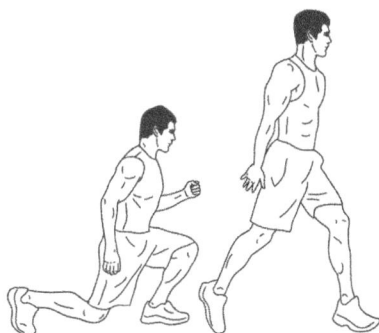

10 fentes sautées

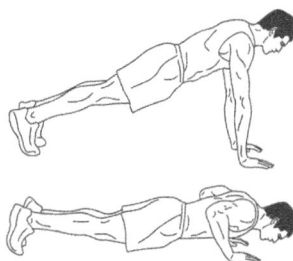

2 pompes

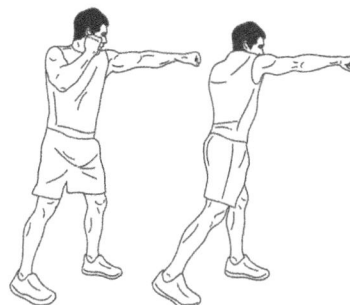

10 coups de poing

49 Grabuge

Un meilleur contrôle du haut du corps, paradoxalement, nécessite une force de base et de bons abdos. *Grabuge* est un entraînement de force du haut du corps qui vous aide à construire le bon équilibre musculaire pour un haut du corps plus puissant.

Objectif : Force & Tonification

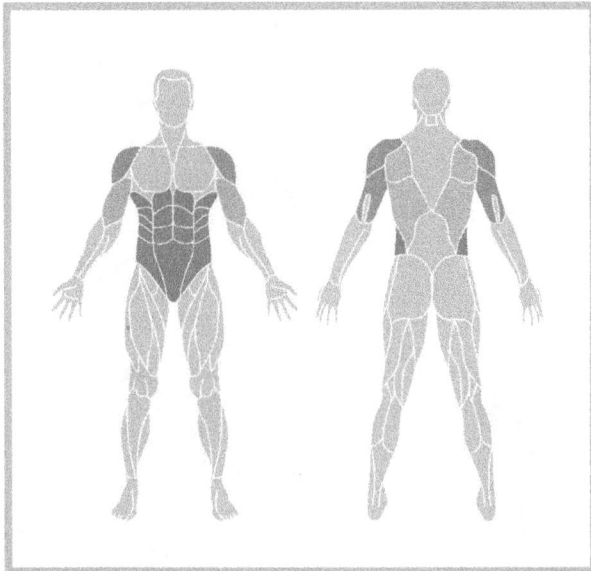

GRABUGE

DAREBEE ENTRAÎNEMENT © darebee.com

NIVEAU I 3 séries **NIVEAU II** 5 séries **NIVEAU III** 7 séries **REPOS** jusqu'à 2 min

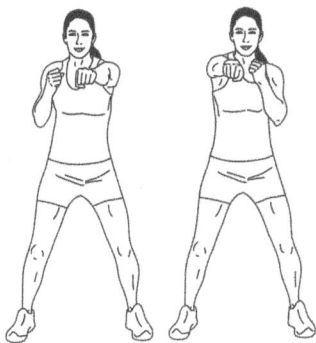

20 coups de poing

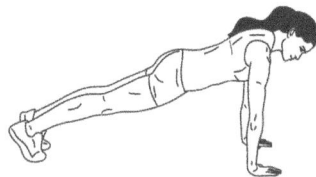

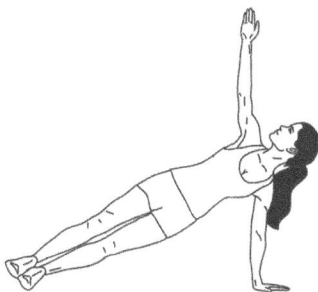

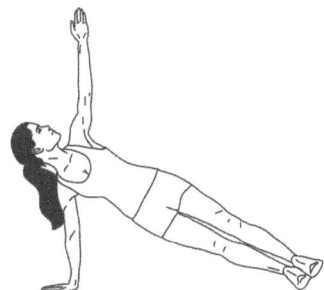

20-count planche

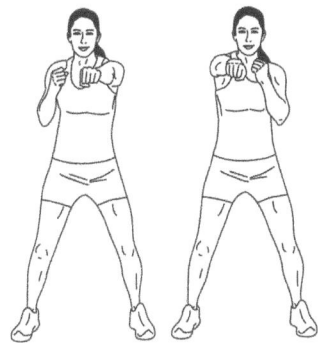

20 coups de poing

20-count planche latérale
côté gauche

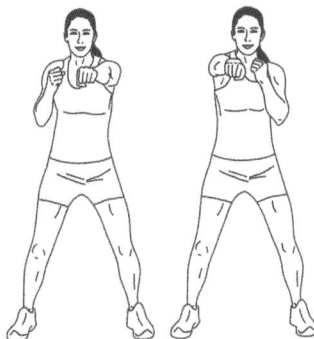

20 coups de poing

20-count planche latérale
côté droit

50 Flux De Mobilité

Et si vous contrôlez totalement votre corps pour qu'il obéisse à chacun de vos ordres? *Flux De Mobilité* est un entraînement qui vise à vous donner exactement cela. Les poses statiques activent et maintiennent les groupes musculaires en flexion, les aidant à devenir plus forts et meilleurs. En même temps, il renforce les voies neuronales qui vous permettent de contrôler les muscles de votre corps. Faites-en un régulièrement chaque mois et vous en récolterez les bénéfices.

Objectif : Étirement

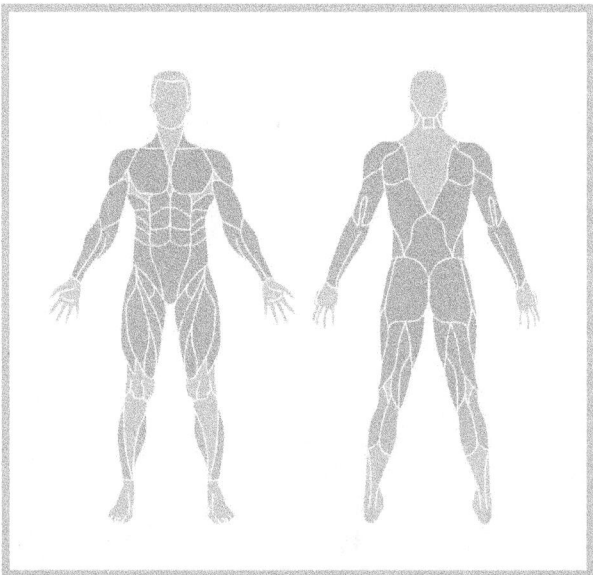

Flux de Mobilité

DAREBEE ENTRAÎNEMENT © darebee.com

Maintenez chaque pose pendant 30 secondes puis continuez.
Répétez la séquence encore une fois de l'autre côté.

1

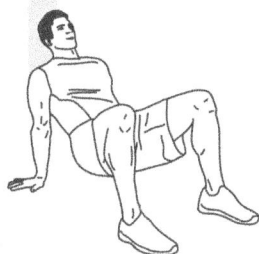

2

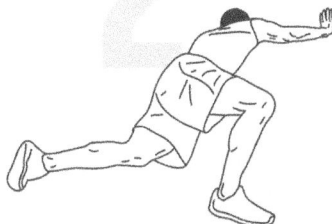

3

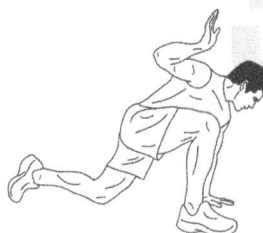

4

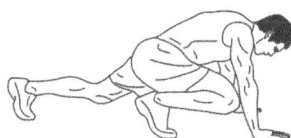

5

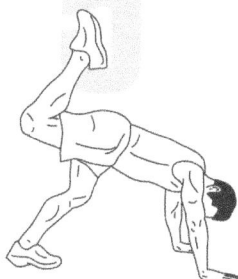

6

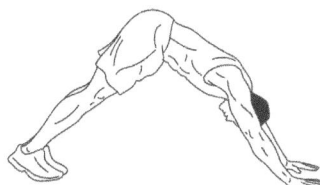

7

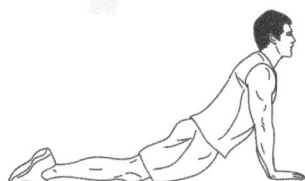

8

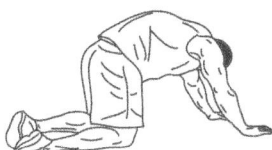

9

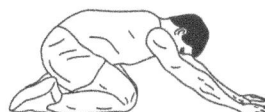

Allez !

Rampez, sautez et donnez des coups de pied comme si vous étiez coincé sous une montagne pendant 500 ans. Libérez votre corps et vos muscles et revenez à l'action. Essayez de passer des grimpeurs aux burpees et de revenir aux grimpeurs à la volée, sans pause.

Objectif : Brûle-Graisse

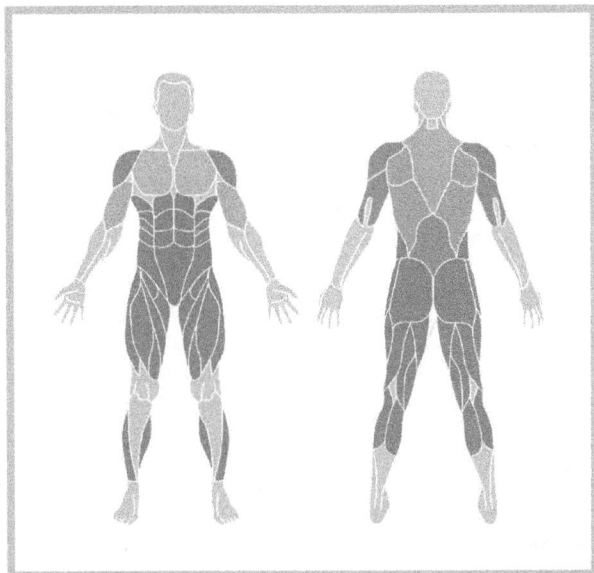

ALLEZ!

DAREBEE ENTRAÎNEMENT © darebee.com

NIVEAU I 3 séries **NIVEAU II** 5 séries **NIVEAU III** 7 séries **REPOS** jusqu'à 2 min

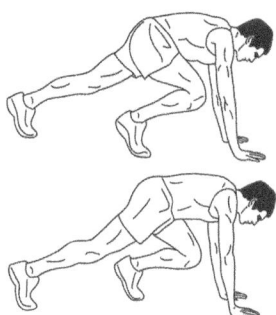

10 grimpeurs

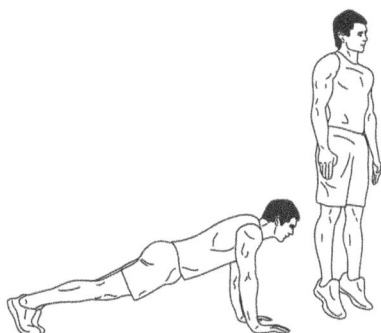

10 burpees basiques

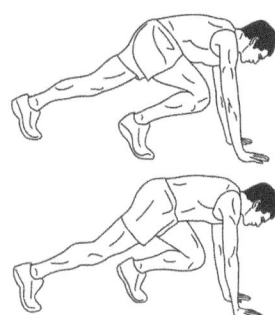

10 grimpeurs

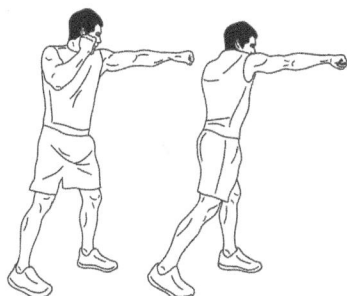

20 coups de poing

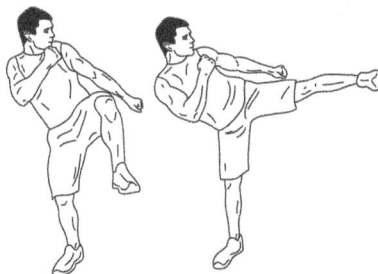

20 coups de pied de côté

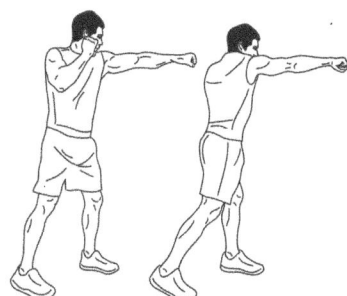

20 coups de poing

52 Bouge-le !

Un entraînement rapide qui cible tous les principaux groupes musculaires, travaille votre agilité et vous aide à améliorer votre forme cardiovasculaire et aérobie sans vous épuiser dans le processus doit vous donner une sensation d'énergie. Vous devez le bouger! *Bouge-le!* est juste cette combinaison parfaite de mouvement, de plaisir et de forme. Assurez-vous que tous les Jumping Jacks sont exécutés sur la plante de vos pieds afin que vos talons ne touchent pas le sol.

Objectif : Brûle-Graisse

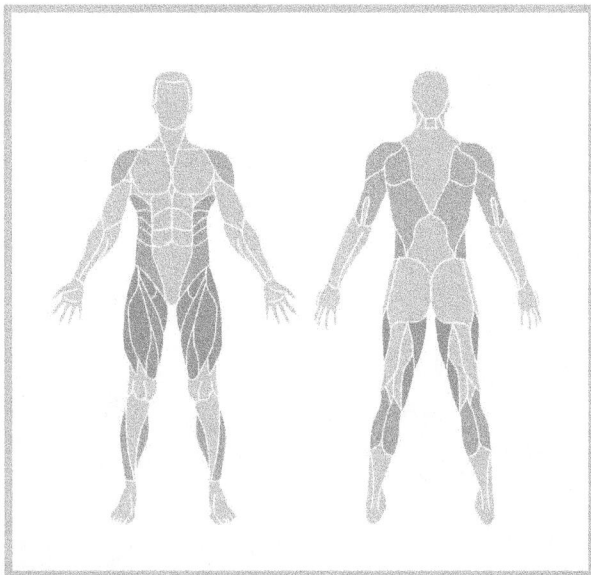

BOUGE-LE!

ENTRAÎNEMENT PAR DAREBEE © darebee.com

Niveau I 3 séries **Niveau II** 5 séries **Niveau III** 7 séries
2 minutes de repos

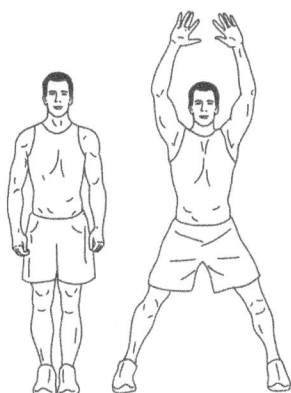

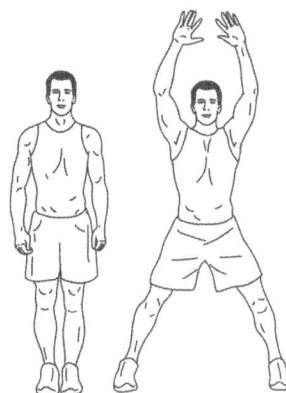

10 jumping jacks   **10** flexions de côté   **10** jumping jacks

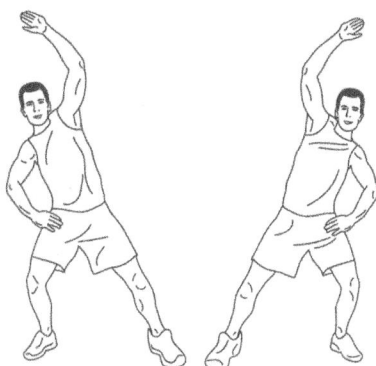

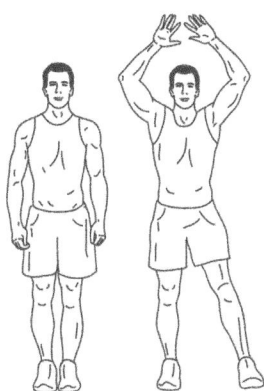

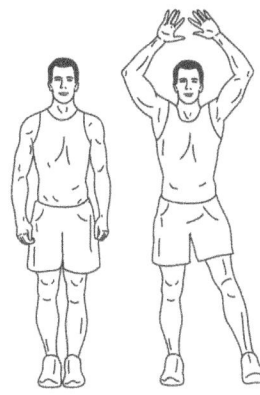

10 pas de côté alterné   **10** jumping jacks   **10** pas de côté alterné

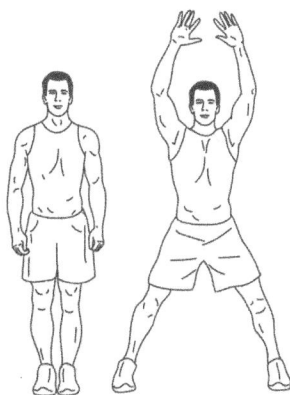

53   M. Grognon

M. Grognon est un entraînement conçu pour vous faire sentir bien les jours où vous vous sentez simplement bas et grincheux. Il active vos muscles, fait travailler votre système cardiovasculaire, stimule votre système aérobie et, comme il ne videra pas vos batteries, il ne fera que vous sentir beaucoup mieux physiquement et mentalement, par la suite.

Objectif : Brûle-Graisse

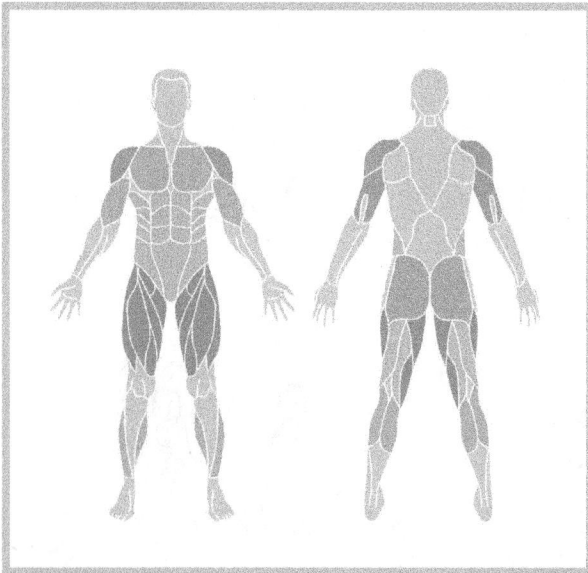

M. Grognon

DAREBEE ENTRAÎNEMENT © darebee.com

NIVEAU I 3 séries **NIVEAU II** 5 séries **NIVEAU III** 7 séries **REPOS** jusqu'à 2 min

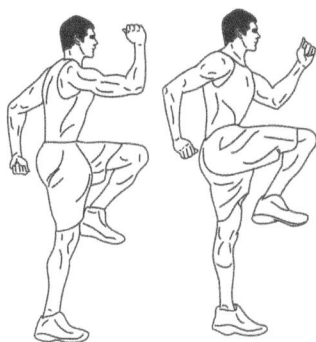

20 pas de marche

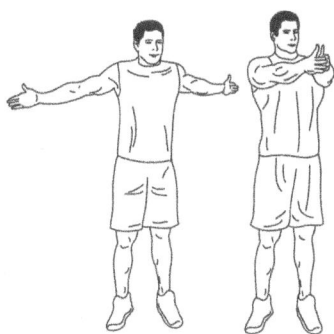

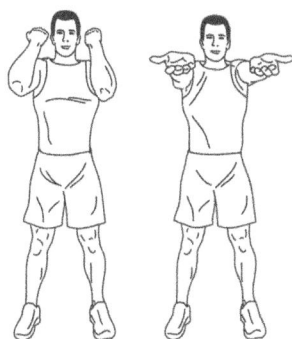

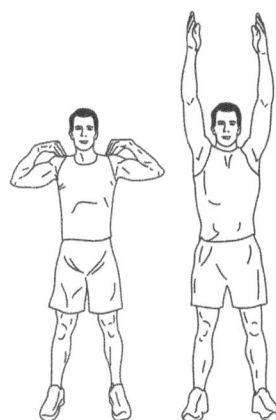

20 bras écartés

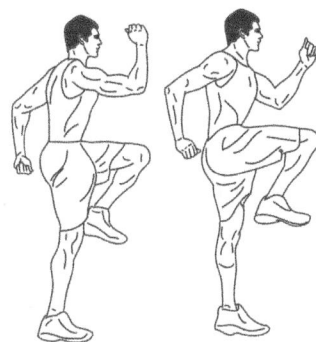

20 pas de marche

20 extensions de biceps

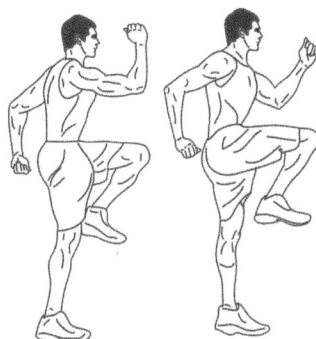

20 pas de marche

20 toucher-épaules

54 Je Suis Mon Propre Héros

Soyez votre propre héros - écrivez votre propre histoire ! L'entraînement *Je Suis Mon Propre Héros* vous aidera à vous sentir plus fort, plus confiant et plus en contrôle de votre corps et de votre vie. Descendez votre genou jusqu'au sol lorsque vous faites des fentes. Allez à fond lorsque vous effectuez des levées de genoux.

Objectif : Brûle-Graisse

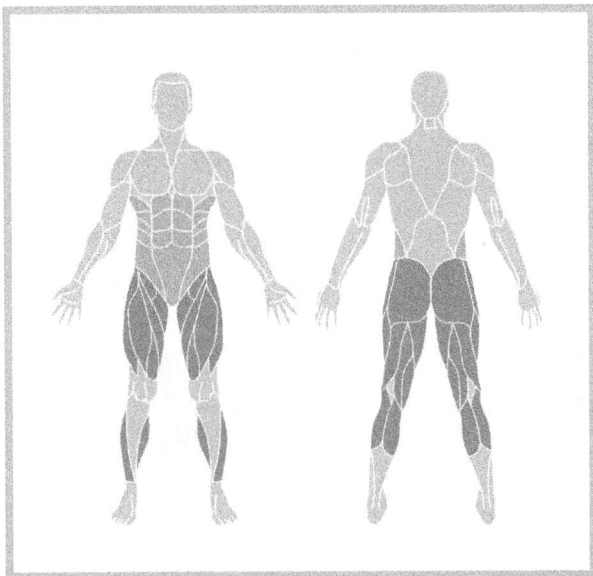

JE SUIS MON PROPRE HÉROS

DAREBEE ENTRAÎNEMENT
© darebee.com
Répétez 5 fois au total
jusqu'à 2 min de repos

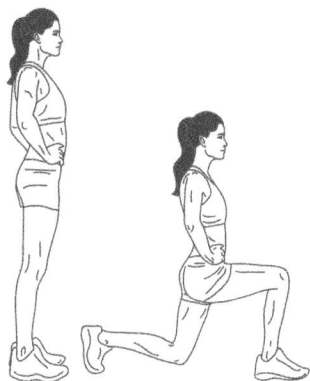

12 fentes

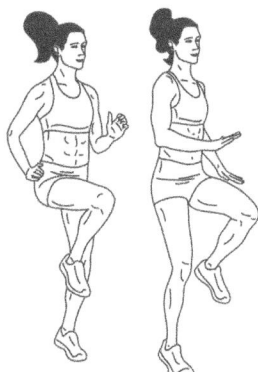

20 levées de genoux

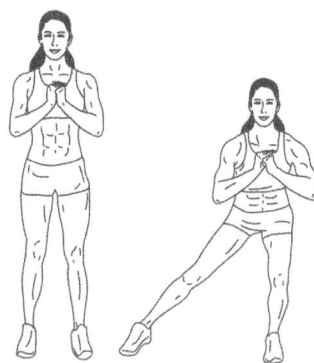

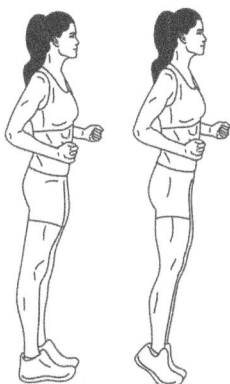

12 fentes latérales

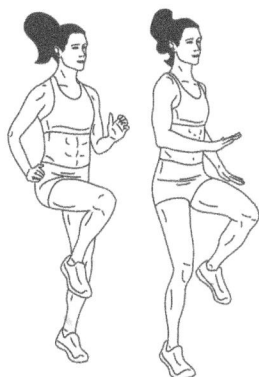

20 levées de genoux

12 talons levés

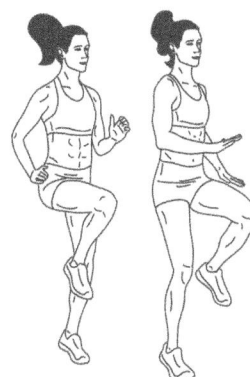

20 levées de genoux

55   C'est Mon Heure

Il n'y a d'autre instant que le présent. Et, vraiment, vous ne serez jamais aussi jeune que vous l'êtes en ce moment. *C'est Mon Heure* est une reconnaissance que vous devez saisir le moment pour vous-même, sentir votre corps travailler, vous délecter de la sensation d'être vous et construire à partir de ces sentiments vers votre futur vous-même.

Objectif : Force & Tonification

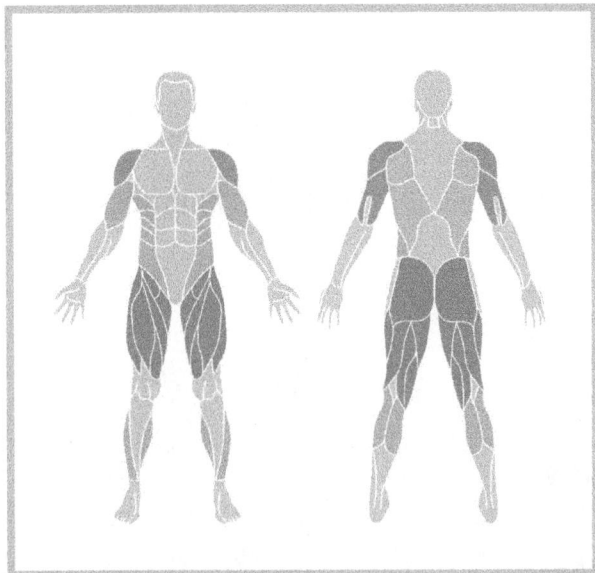

C'EST MON HEURE

DAREBEE ENTRAÎNEMENT
© darebee.com
Niveau I   3 séries
Niveau II   5 séries
Niveau III 7 séries
2 minutes de repos

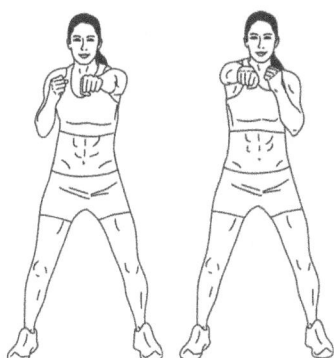

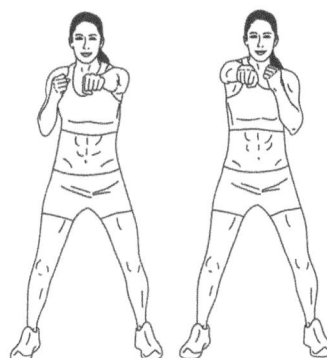

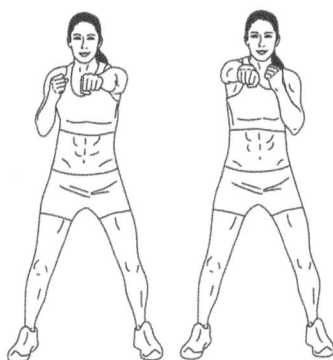

20 coups de poing

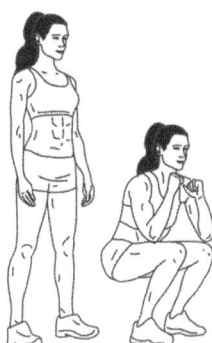

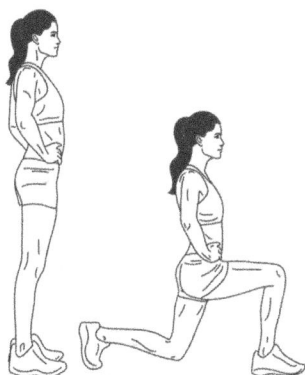

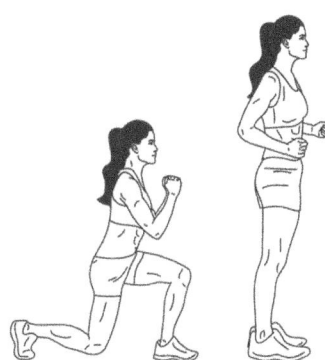

6 squats

20 coups de poing

6 fentes

20 coups de poing

6 fentes inversées

56   Niveau Suivant

Niveau Suivant est un entraînement complet pour tout le corps qui porte bien son nom en vous aidant à vous préparer pour le niveau suivant. Bien qu'il ne s'agisse que d'un entraînement difficile de niveau II, il fait travailler tous les principaux groupes musculaires du corps et, ce faisant, fournit une charge croissante à travailler à mesure que la fatigue entre en jeu.

Objectif : Force & Tonification

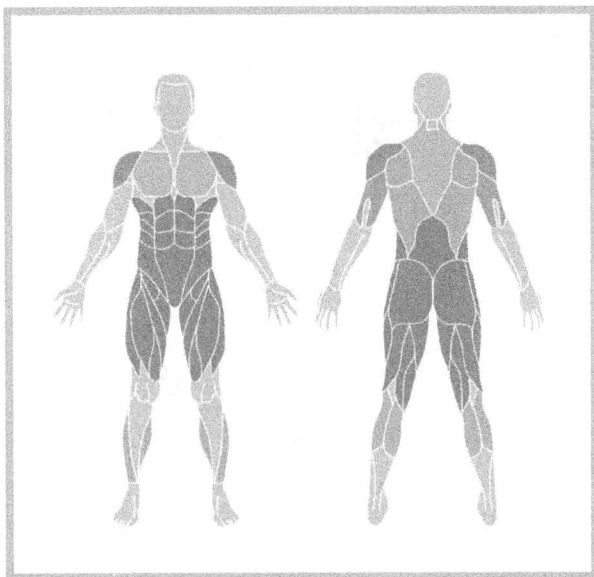

NIVEAU SUIVANT

DAREBEE ENTRAÎNEMENT © darebee.com

NIVEAU I 3 séries NIVEAU II 5 séries NIVEAU III 7 séries REPOS jusqu'à 2 min

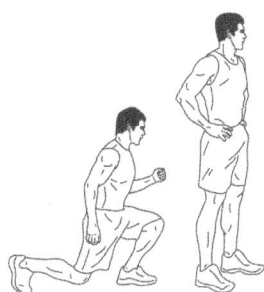

10 fentes inversées

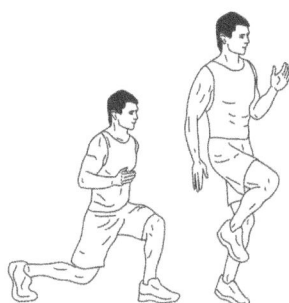

10 fentes avec levée de jambe

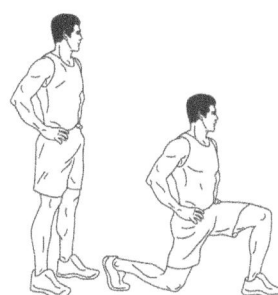

10 fentes avant

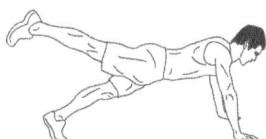

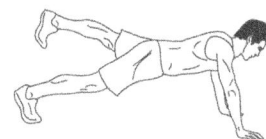

10 levées de jambe en planche

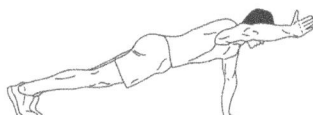

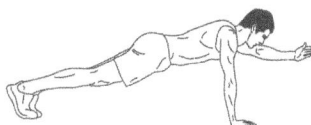

10 levées de bras en planche

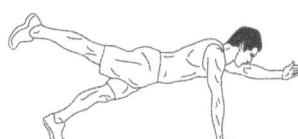

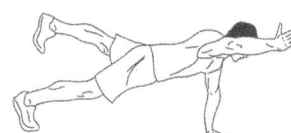

10 levées de jambe/bras alternés

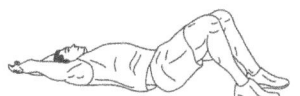

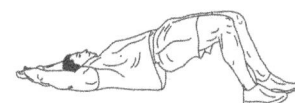

10 ponts

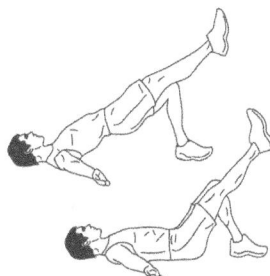

10 ponts sur une jambe

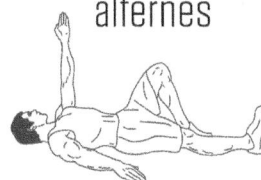

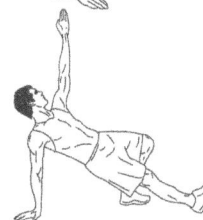

10 levées du buste

57 Biceps Sans Équipement

Travailler les biceps ne signifie pas toujours soulever des haltères et se suspendre aux barres suspendues. L'entraînement *Biceps Sans Équipement* est parfait pour les jours où tout ce que vous avez est un peu d'espace, un peu de temps et vous-même. De plus, c'est l'entraînement parfait pour ceux qui commencent à travailler sur la force de leurs biceps après une blessure ou un long arrêt.

Objectif : Force & Tonification

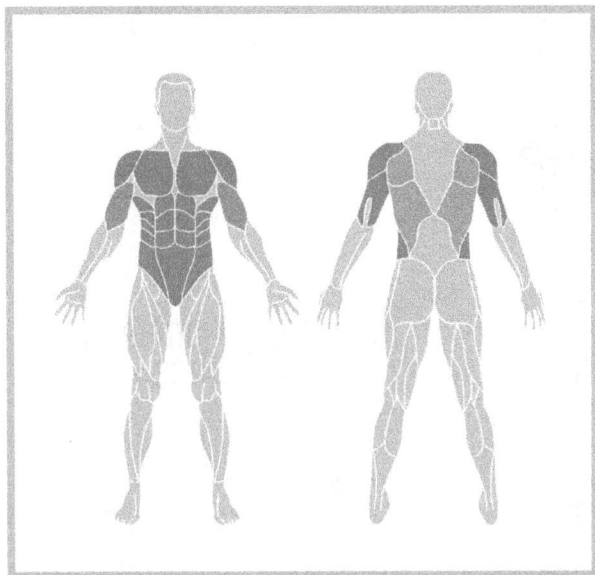

SANS ÉQUIPEMENT
BICEPS

DAREBEE ENTRAÎNEMENT © darebee.com
pas de repos entre les exercices

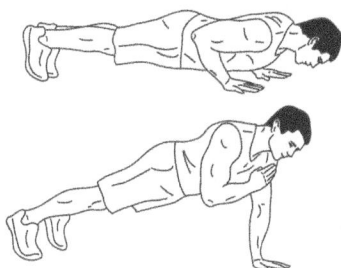

10 pompes toucher-épaules
x 3 séries au total
20 sec de repos entre les séries

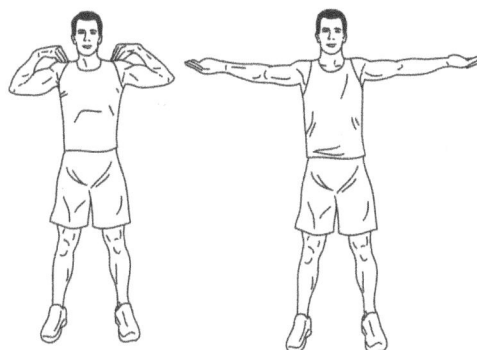

40 extensions de biceps de côté
x 3 séries au total
20 sec de repos entre les séries

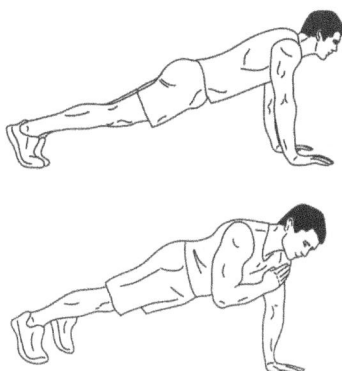

20 toucher-épaules en planche
x 3 séries au total
20 sec de repos entre les séries

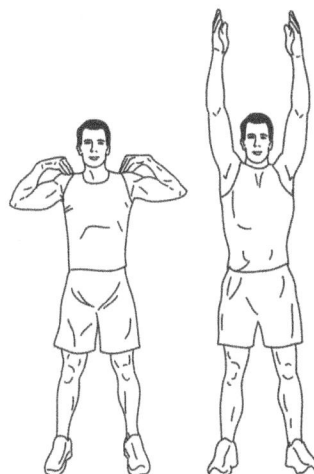

40 toucher-épaules debout
x 3 séries au total
20 sec de repos entre les séries

58 Sans Folie

L'entraînement *Sans Folie* utilise certains des plus grands groupes musculaires du corps, puis recrute certains des plus petits pour travailler de manière régulière et mesurée, ce qui augmente la charge aérobie des muscles au fur et à mesure que les ensembles s'empilent. Parfait comme routine de fitness cardio-vasculaire les jours où la charge globale ne devrait pas être trop élevée et parfait comme étape pour ceux qui commencent leur parcours de fitness ou le redémarrent après un long arrêt.

Objectif : Brûle-Graisse

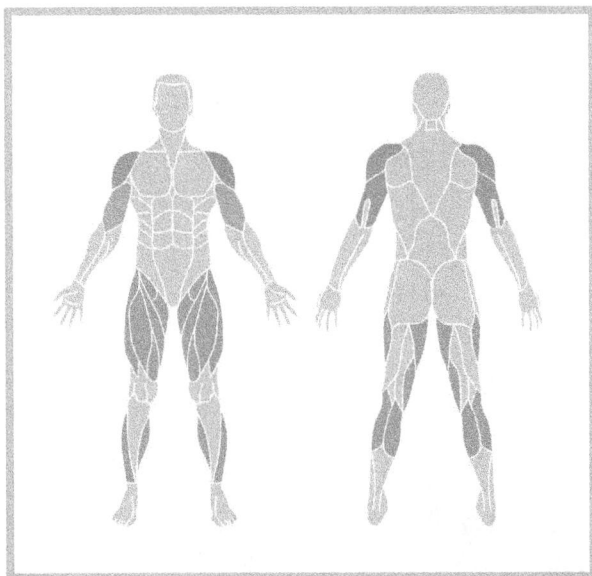

Sans Folie

DAREBEE ENTRAÎNEMENT © darebee.com

NIVEAU I 3 séries **NIVEAU II** 5 séries **NIVEAU III** 7 séries **REPOS** jusqu'à 2 min

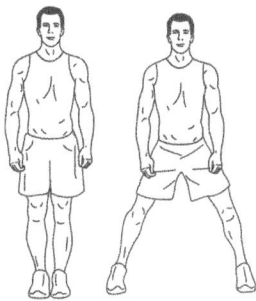

10 sauts écarté-serré

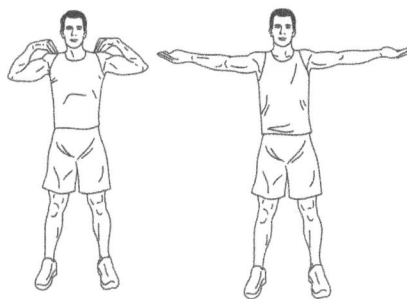

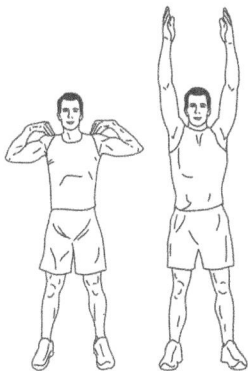

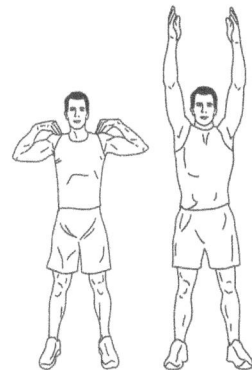

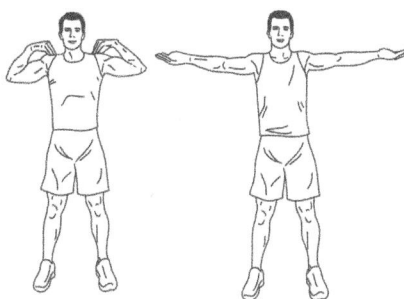

10 toucher-épaules

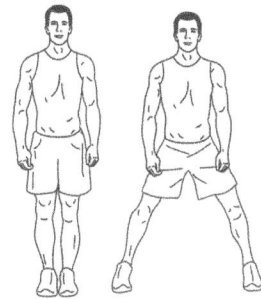

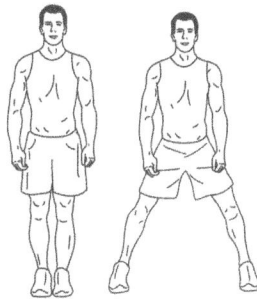

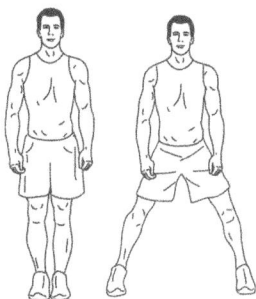

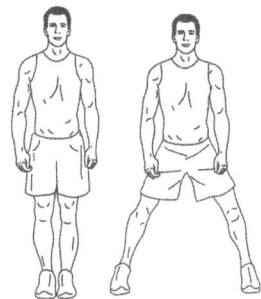

10 sauts écarté-serré

10 toucher-épaules

10 sauts écarté-serré

10 toucher-épaules

10 sauts écarté-serré

10 toucher-épaules

10 sauts écarté-serré

59 Sans Regrets

Un entraînement complet pour tout le corps entraîne les muscles, les tendons et les ligaments. Il aide à améliorer la flexibilité et l'équilibre. Il augmente l'agilité et remet en question la capacité aérobie et les limites de VO2 Max. *Sans Regrets* est l'entraînement auquel vous participez pour que vous puissiez commencer à monter de niveau.

Objectif : Brûle-Graisse

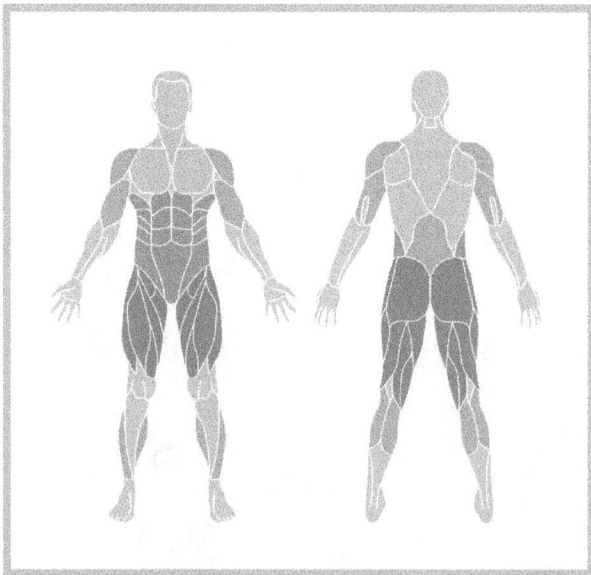

sans regrets

ENTRAÎNEMENT   PAR DAREBEE © darebee.com

NIVEAU I 3 séries   **NIVEAU II** 5 séries   **NIVEAU III** 7 séries   **REPOS** jusqu'à 2 min

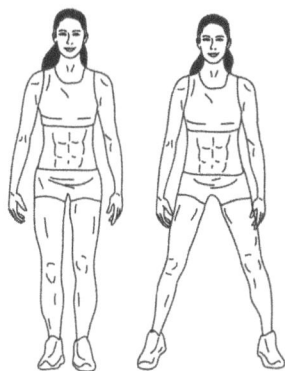

10 sauts écarté-serré

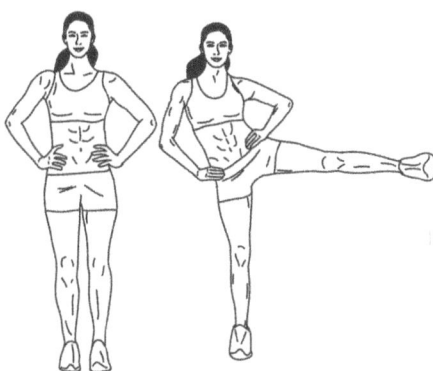

20 levées latérale de jambe

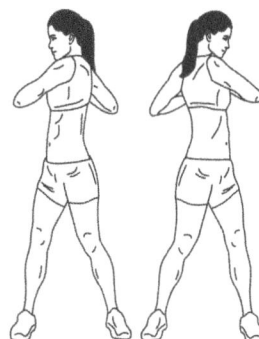

10 torsions du buste

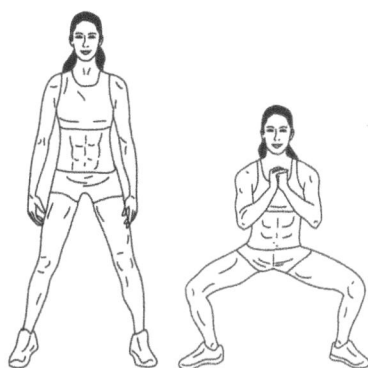

10 squats sumo

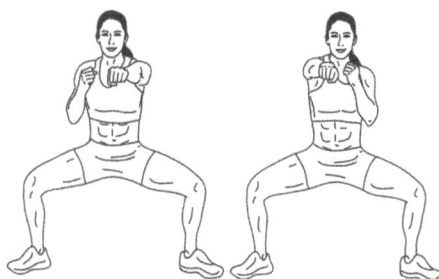

20 coups de poing en squat sumo

Un Oiseau En Colère

Le travail du haut du corps doit être cohérent et persistant. Cela signifie que vous aurez toujours besoin d'entraînements du haut du corps qui appuient sur tous les bons boutons mais ne déchargent pas vos batteries et vous permettent d'être capable de lever vos clés pour rentrer à la maison le lendemain. C'est là que l'entraînement *Un Oiseau En Colère* entre en jeu. Lors d'une journée bien remplie, lorsque les choses s'accumulent, cet entraînement vous permettra d'avancer dans votre voyage de fitness.

Objectif : Force & Tonification

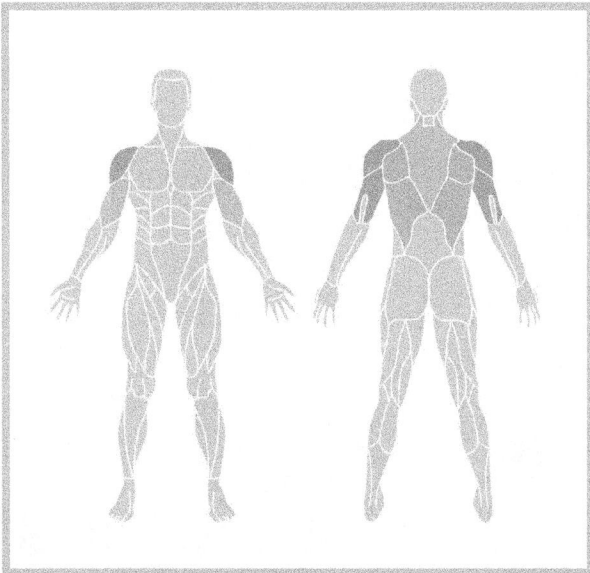

UN OISEAU EN COLÈRE

DAREBEE ENTRAÎNEMENT © darebee.com

NIVEAU I 3 séries **NIVEAU II** 5 séries **NIVEAU III** 7 séries **REPOS** jusqu'à 2 min

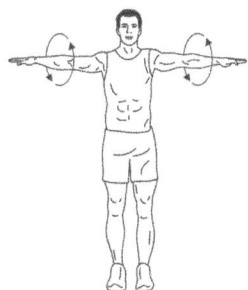

10 cercles de bras

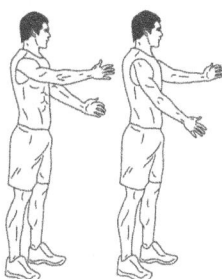

10 ciseaux
à la verticale

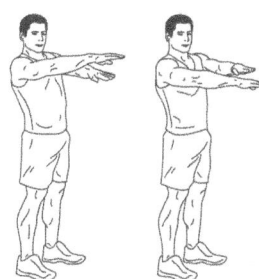

10 ciseaux
à l'horizontale

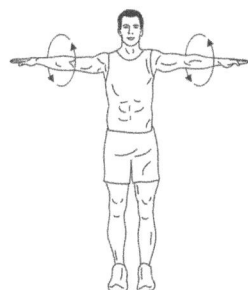

10 cercles de bras

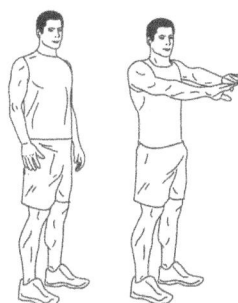

10 levées de bras

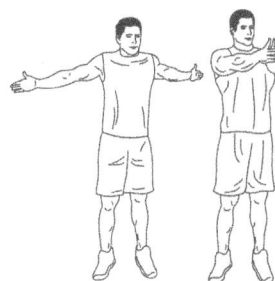

10 bras écartées

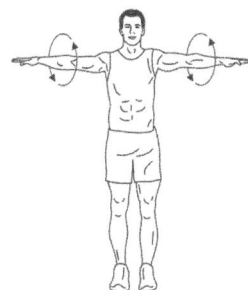

10 cercles de bras

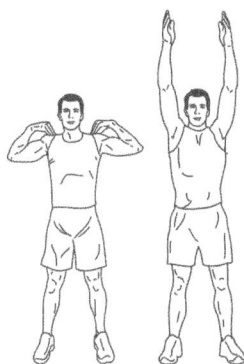

10 toucher-épaules

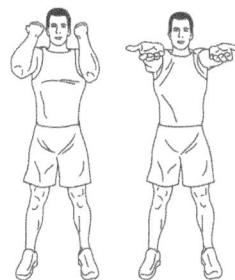

10 extensions
de biceps

61 Une Brave Fille

La bravoure est un concept mental, bien sûr. Mais cela commence dans le corps. Pour être courageux, nous devons ressentir un peu de confiance dans notre propre sens de la capacité. Ce sens est construit en accomplissant avec succès des tâches physiques difficiles. Cela rend l'entraînement *Une Brave Fille* un défi dès le début; mais pas celui qui vous dépasse. Vous devez vous concentrer.

Objectif : Brûle-Graisse

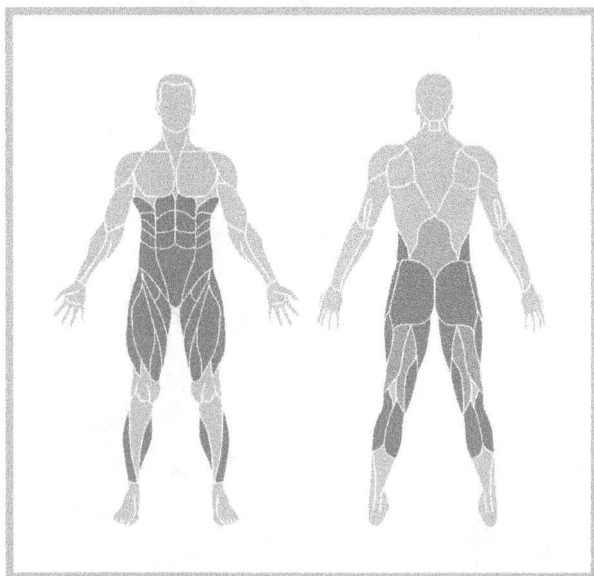

UNE BRAVE FILLE

DAREBEE ENTRAÎNEMENT © darebee.com

NIVEAU I 3 séries **NIVEAU II** 5 séries **NIVEAU III** 7 séries **REPOS** jusqu'à 2 min

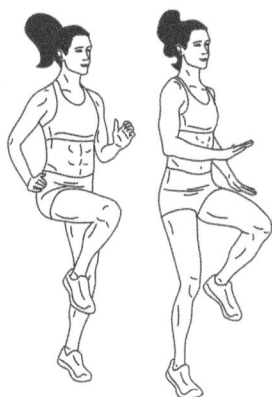

20 levées de genoux

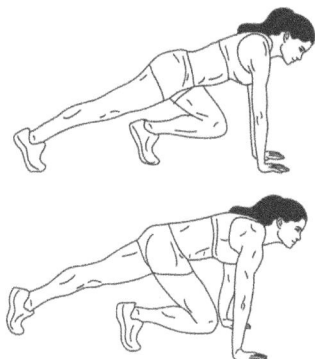

10 grimpeurs

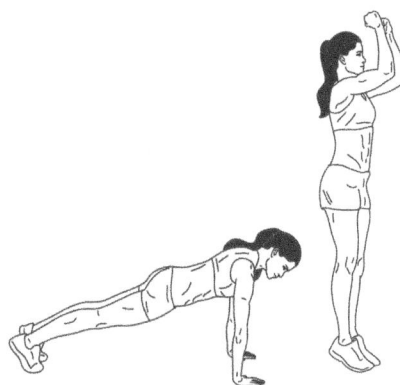

2 burpees basiques

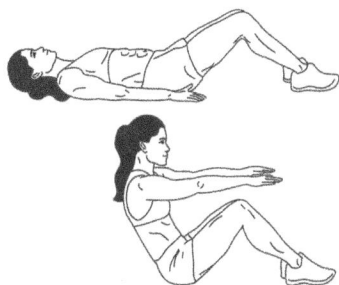

10 levées du buste

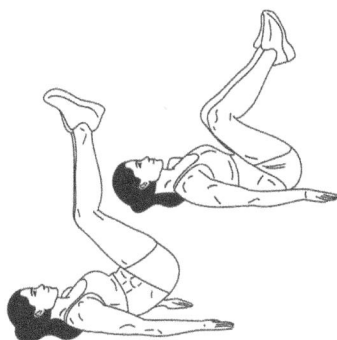

10 crunchs inversés

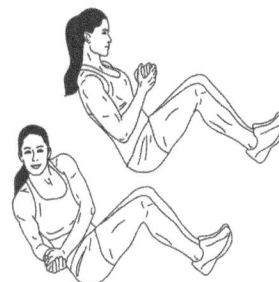

10 rotations russes

62 Un Coup De Plus

Un Coup De Plus est l'entraînement qui vous aide à obtenir ce peu d'entraînement supplémentaire lorsque vous pensiez qu'il n'y avait pas de place pour plus d'activité physique dans votre vie. Un programme de force et de tonification qui cible les principaux groupes musculaires du corps, ce n'est qu'une difficulté de niveau II. Cela le rend idéal pour les débutants ainsi que pour les passionnés avancés qui recherchent cette «journée facile».

Objectif : Force & Tonification

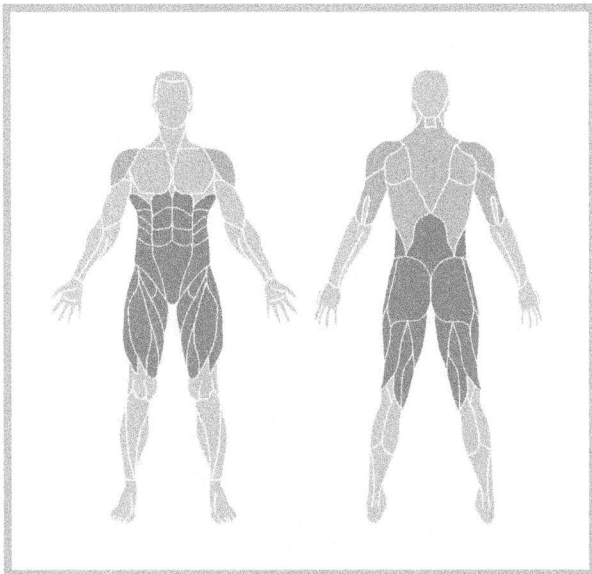

UN COUP DE PLUS

DAREBEE
ENTRAÎNEMENT
© darebee.com
NIVEAU I 3 séries
NIVEAU II 5 séries
NIVEAU III 7 séries
REPOS jusqu'à 2 min

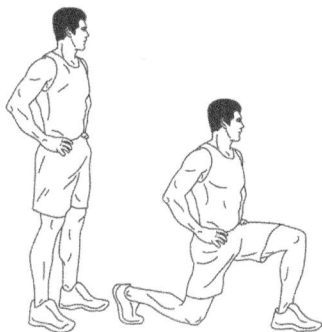

10 fentes

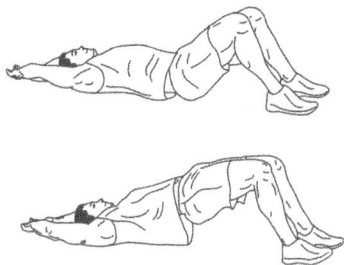

10 ponts

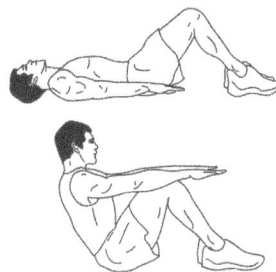

5 levées du buste

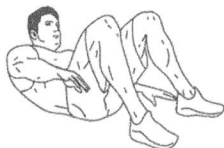

10 toucher-talons

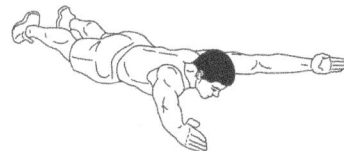

10 W-extensions

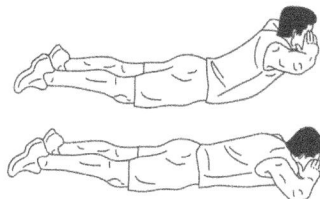

5 extensions du dos

63 Au Rouleau

Vous savez que vous êtes sur une lancée lorsque vous passez en douceur des exercices debout aux exercices au sol et inversement sans changer le rythme. *Au Rouleau* est un entraînement trompeur. Il semble que ce sera facile car la plupart des exercices ne nécessitent pas beaucoup de mouvement, mais il est conçu pour utiliser à la fois les chaînes cinétiques avant et arrière du corps et, par conséquent, il active les poumons et le cœur et maintient votre système cardiovasculaire en marche.

Objectif : Brûle-Graisse

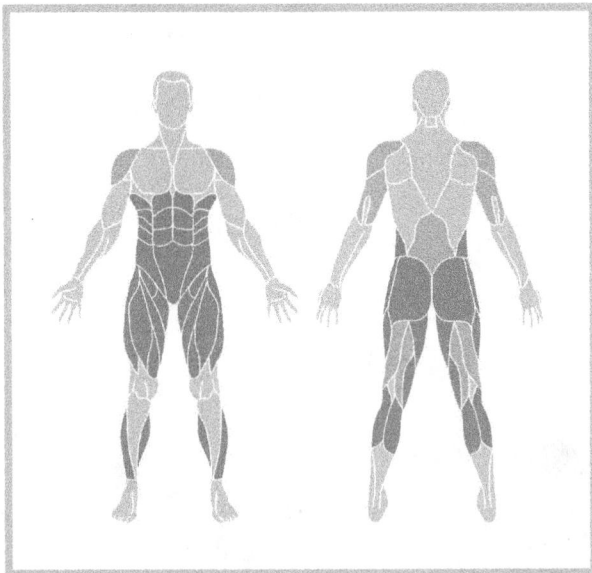

Au Rouleau

DAREBEE ENTRAÎNEMENT © darebee.com

NIVEAU I 3 séries **NIVEAU II** 5 séries **NIVEAU III** 7 séries **REPOS** jusqu'à 2 min

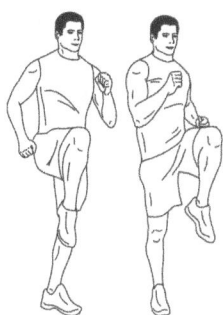

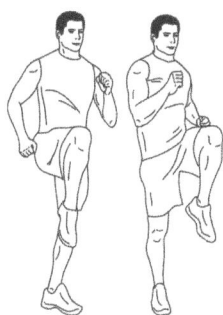

20 levées de genoux   **10** torsions en planche   **4** "mouettes"

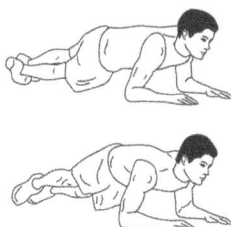

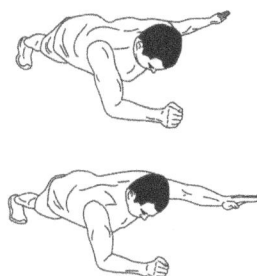

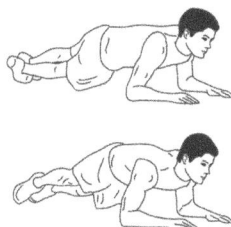

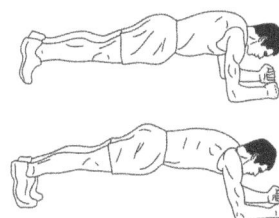

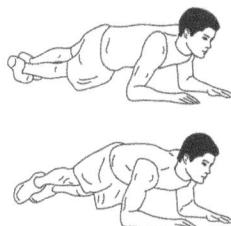

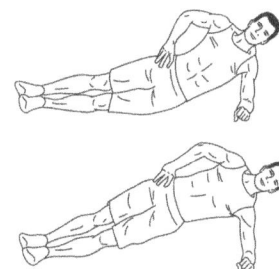

20 levées de genoux   **10** torsions en planche   **4** planche "body saw"

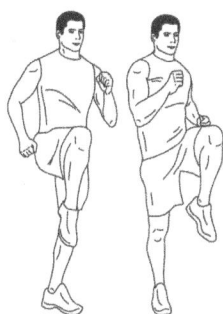

20 levées de genoux   **10** torsions en planche   **4** ponts sur le côté

64 Dépasser

Et si vous entraîniez vos muscles par des exercices consécutifs qui variaient la charge qui leur est imposée en modifiant l'intensité? *Dépasser* fait exactement cela pour le haut et le bas du corps. Cela crée un entraînement qui, bien qu'il soit juste difficile, de niveau III sera beaucoup plus difficile après la première série, ou deux. Il cible tout le corps, travaille les groupes musculaires du haut et du bas du corps et engage le core.

Objectif : Force & Tonification

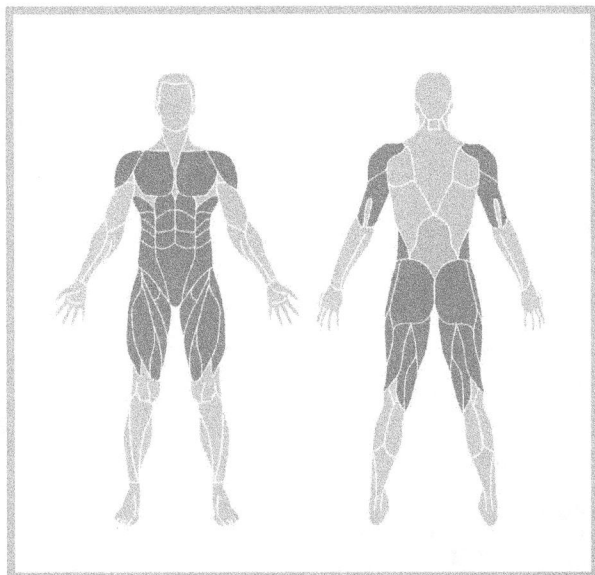

DÉPASSER

DAREBEE ENTRAÎNEMENT © darebee.com

NIVEAU I 3 séries **NIVEAU II** 5 séries **NIVEAU III** 7 séries **REPOS** jusqu'à 2 min

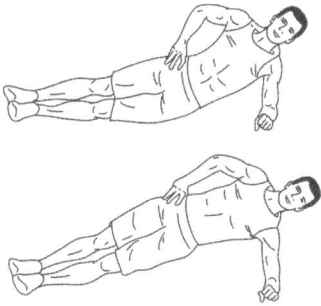

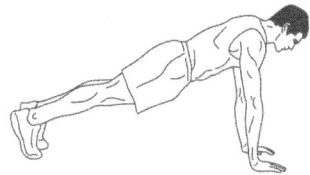

10 ponts sur le côté   **5** pompes   **10-count** planche

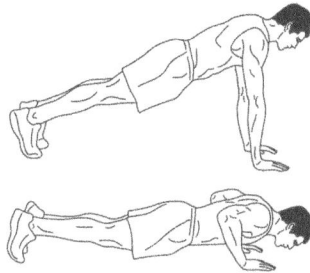

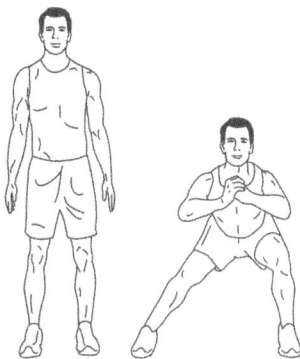

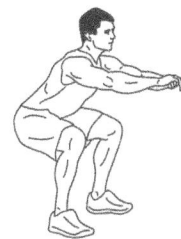

10 fentes latérales   **5** squats   **10-count** squat maintenu

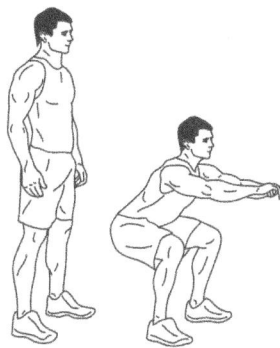

10 count = " en comptant jusqu'à 10"

65 Planche: Sélection

Un core et des abdos solides amplifient tous vos attributs de forme physique exis- tants. Développer un core solide demande cependant du temps, des efforts et du dévouement. L'entraînement *Planche : Sélection* facilite certaines choses en vous aidant à maintenir la position de la planche et à maintenir la pression sur votre core beaucoup plus longtemps que vous ne le feriez si vous aviez essayé de maintenir une position unique tout le temps. L'effet net est que le besoin d'adaptation ressenti par le core augmente et vous verrez des bénéfices réels de forme physique beau- coup plus rapidement.

Objectif : Abdos

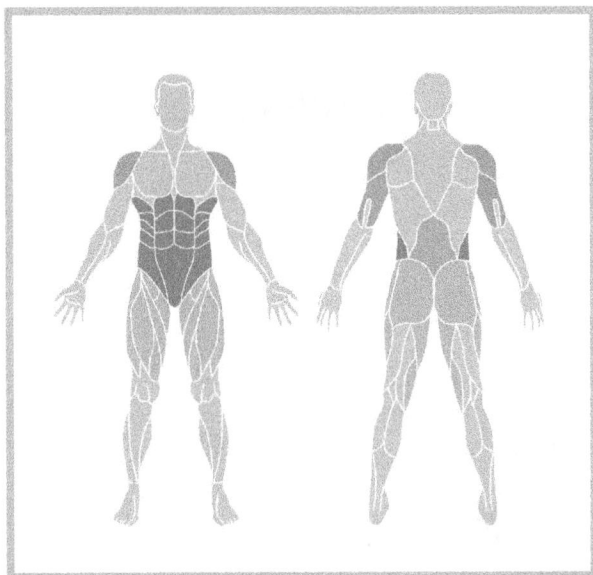

PLANCHE
SÉLECTION

DAREBEE ENTRAÎNEMENT © darebee.com

Mettez-vous en position planche et lancez le chrono.
Changement de position selon votre préférance pendant le temps imparti.
Maintenez chaque position aussi longtemps que possible.

NIVEAU I 2 minutes **NIVEAU II** 3 minutes **NIVEAU III** 4 minutes

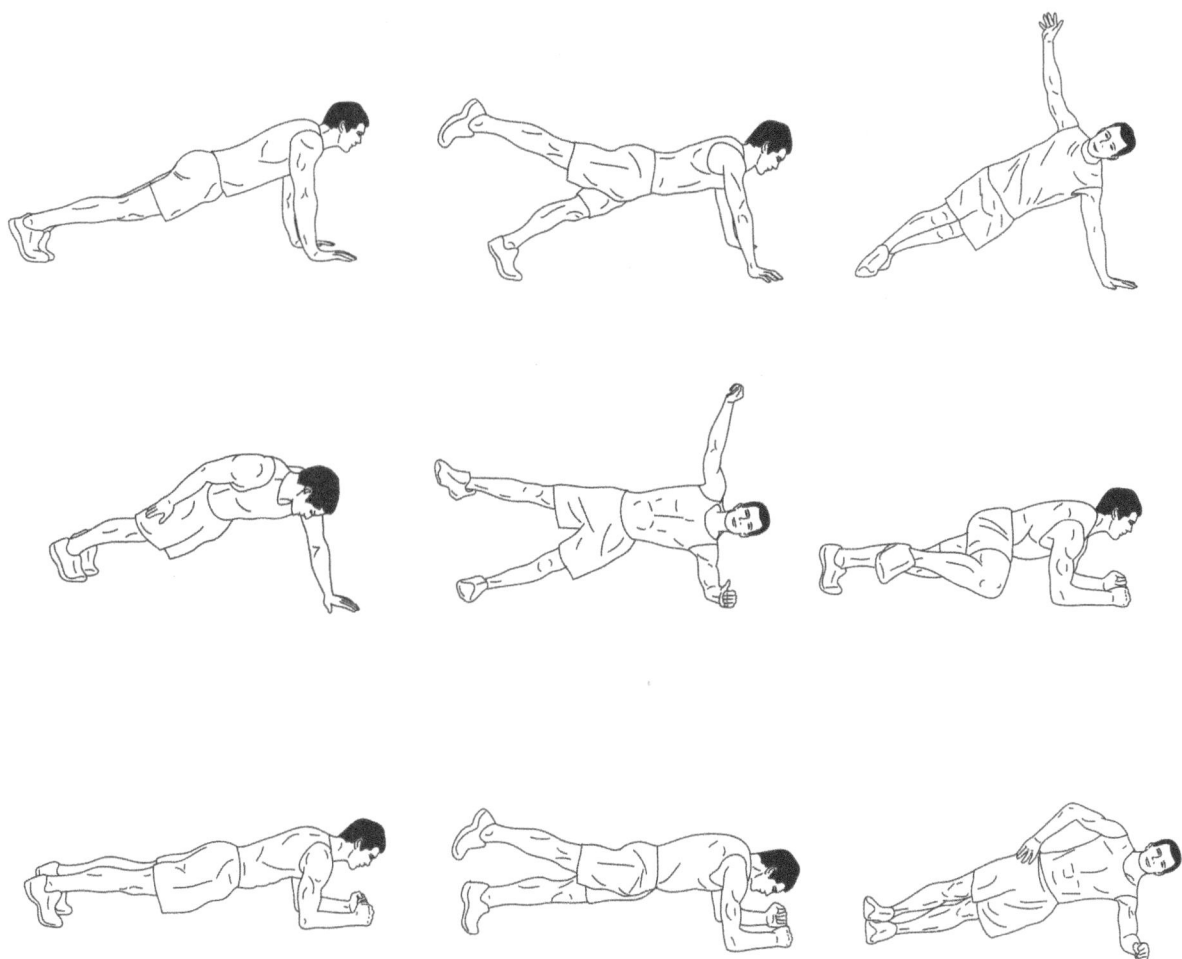

66 Plus De Puissance

Pour vraiment exploiter la puissance de votre corps, vous avez besoin de fessiers, de quadriceps et de mollets solides. Fiabilité faciale inégalée. De bons poumons qui peuvent maximiser l'oxygène extrait de chaque respiration, d'où un bon VO2 Max et un cœur fort pour pomper le sang oxygéné là où il est nécessaire et se débarrasser de l'accumulation de CO_2 dans la circulation sanguine; d'où un bon système cardiovasculaire. *Plus De Puissance* est un entraînement qui vous mènera à la limite de vos capacités. Cela augmentera également la confiance que vous avez dans la capacité brute de votre propre corps.

Objectif : Force & Tonification

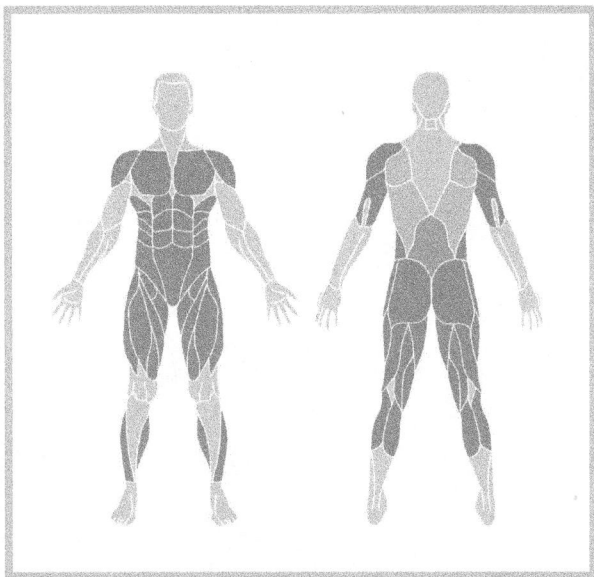

PLUS DE PUISSANCE

DAREBEE ENTRAÎNEMENT © darebee.com

2 minutes de repos entre les exercices

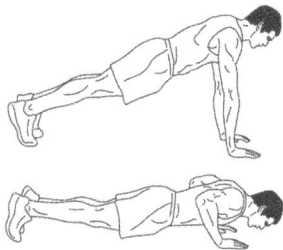

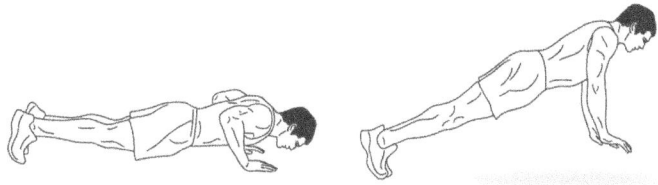

10 pompes **x 5 séries**
30sec de repos entre les séries

Finissez chaque série avec 2 pompes sautées.
Décollez chaque fois vos mains du sol.

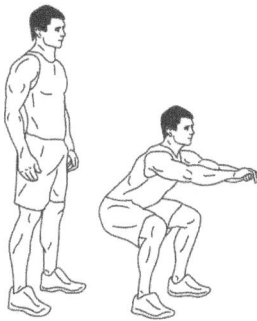

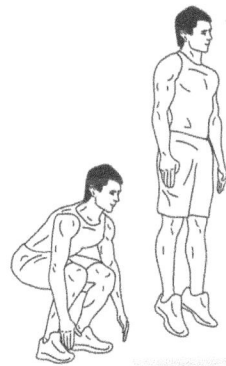

Finissez chaque série
avec 2 squats sautés.
Décollez chaque fois
vos pieds du sol.

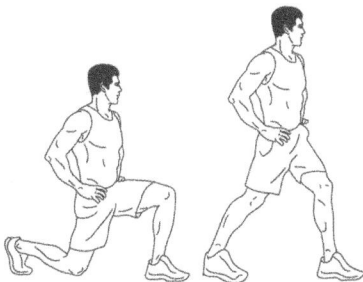

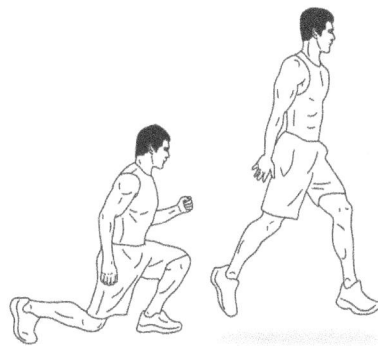

10 squats **x 5 séries**
30sec de repos entre les séries

10 fentes alternées **x 5 séries**
30sec de repos entre les séries

Finissez chaque série avec 2 fentes sautées.
Décollez chaque fois vos pieds du sol.

67 Préparation

Les étirements sont importants. Ils augmentent l'amplitude des mouvements de chaque groupe musculaire, ils favorisent la circulation et aident à renforcer le système cardiovasculaire et ils aident à construire des muscles meilleurs et plus équilibrés. *Préparation* est l'entraînement idéal pour se rafraîchir ou pour remplacer les jours où vous savez que vous devriez faire de l'exercice mais où vous manquez d'énergie et de volonté.

Objectif : Échauffement

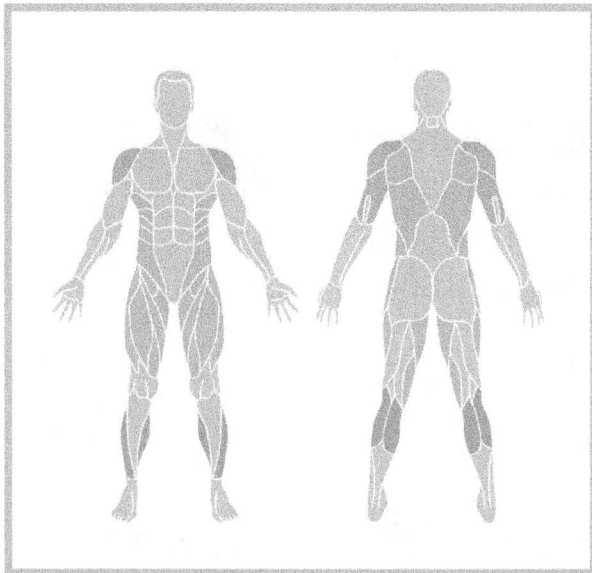

PRÉPARATION

ÉCHAUFFEMENT PAR DAREBEE © darebee.com

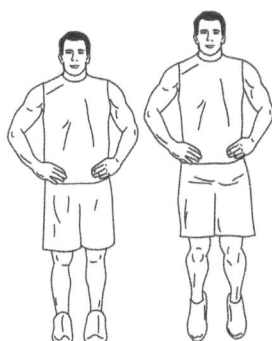

30 sauts sur place

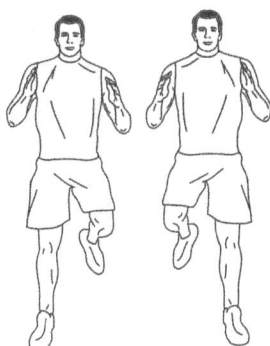

30 sauts sur les côtés

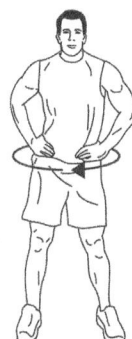

30 rotations du bassin

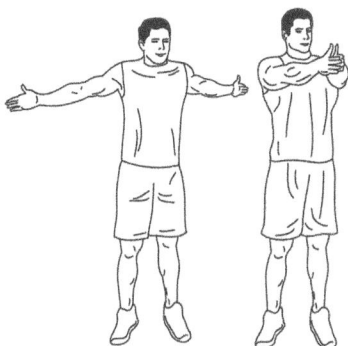

30 bras écartés

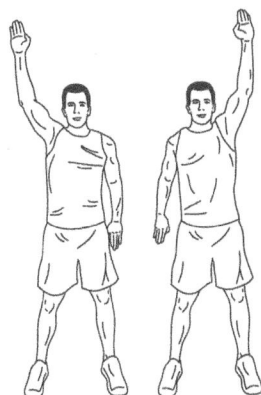

30 levées de bras alternées

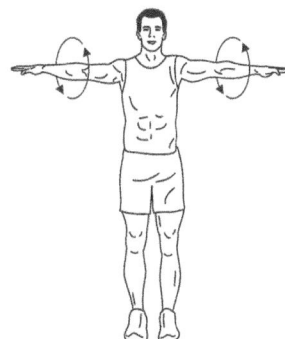

30 cercles de bras

68 Joli Petit Monstre

Faites ressortir votre monstre intérieur avec un entraînement conçu pour entraîner vos fessiers, votre core, vos tendons et vos ligaments. Une aide directe pour une meilleure mobilité, agilité et flexibilité.

Objectif : Force & Tonification

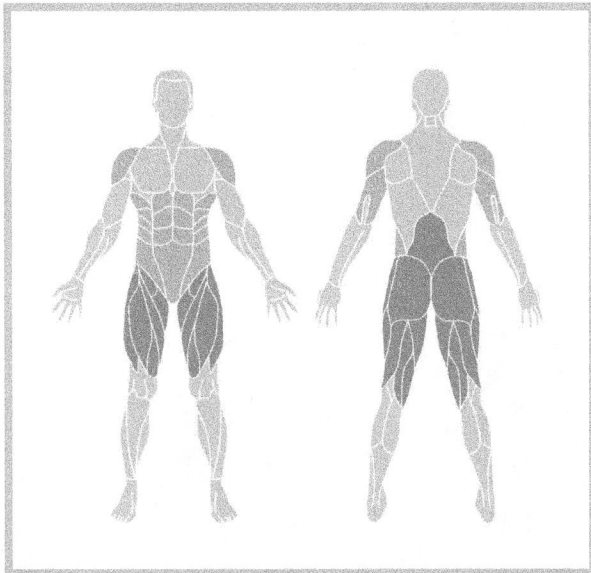

JOLI PETIT
MONSTRE

DAREBEE ENTRAÎNEMENT © darebee.com

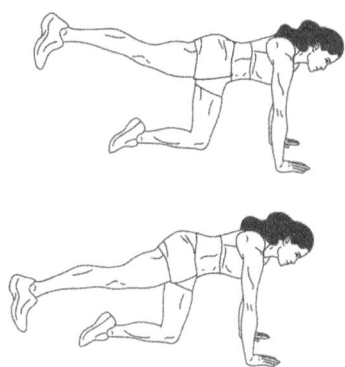

40 battements de jambe

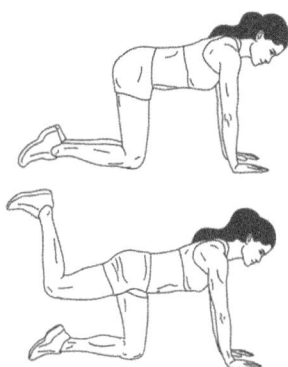

40 levées de jambe
en arrière

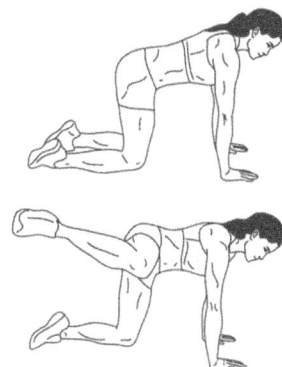

40 levées latérales
de jambe plié

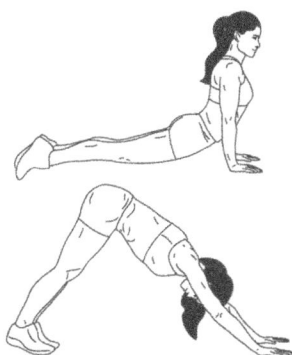

4 chien tête en bas/en haut

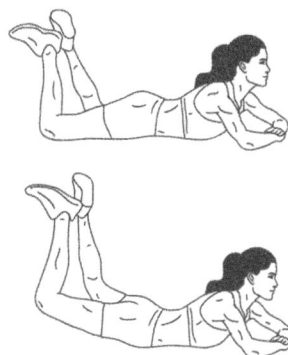

10 flexion du bassin

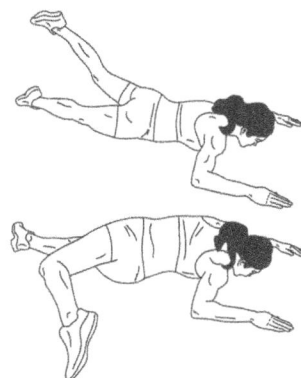

4 twists scorpion

69 Pro Boxer

La science démontre que les mouvements de combat vous rendront plus en forme et plus intelligent. *Pro Boxer* est un entraînement qui testera votre coordination, votre respiration, votre vitesse, votre endurance et votre VO2 Max. Assurez-vous de rebondir sur la plante de vos pieds tout au long, ajoutant les exercices fascia à la liste des avantages que cela offre. Bien qu'il soit centré sur le haut du corps, en raison du nombre impressionnant de coups de poing, il ne néglige pas le corps de puissance. Pliez un peu les genoux pour réaliser des uppercuts et assurez-vous de faire les torsions chaque fois que vous lancez un coup de poing.

Objectif : Brûle-Graisse, Combat

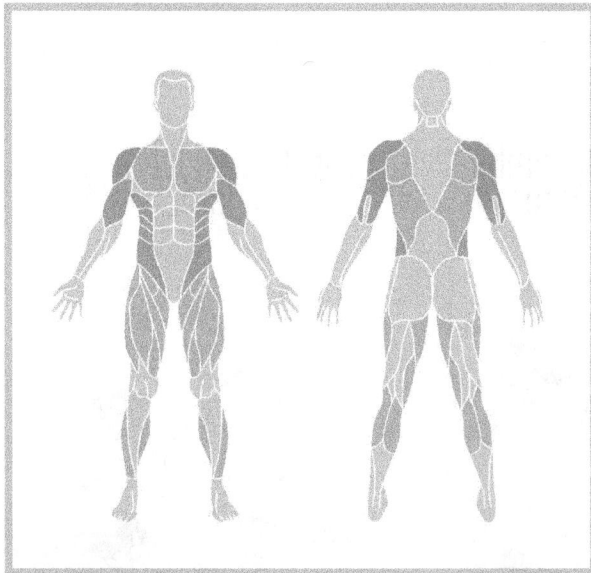

PRO BOXER

DAREBEE ENTRAÎNEMENT © darebee.com

NIVEAU I 3 séries **NIVEAU II** 5 séries **NIVEAU III** 7 séries **REPOS** jusqu'à 2 min

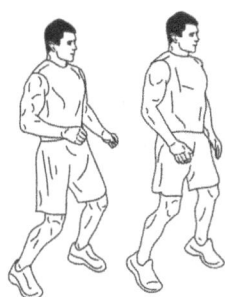

20 bounce

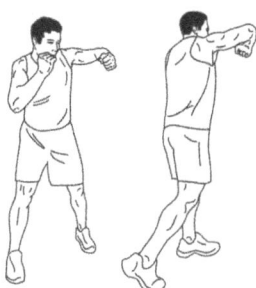

10 hooks

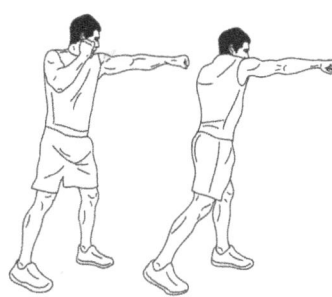

10 jab + cross

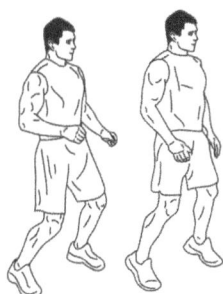

20 bounce

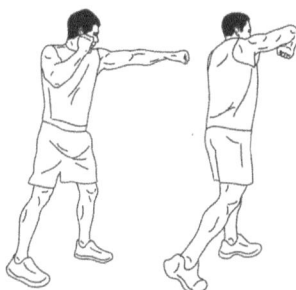

10 jab + hook

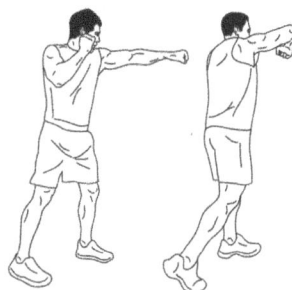

10 jab + jab + hook

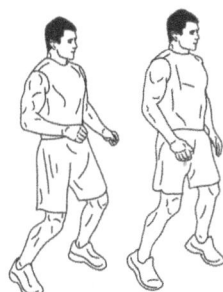

20 bounce

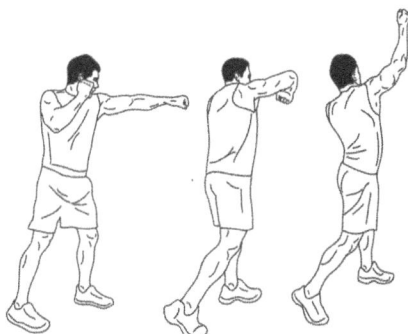

10 jab + hook + uppercut

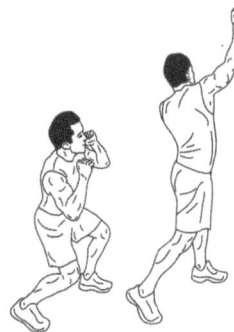

10 uppercuts

70 Protagoniste

Lorsque vous entraînez tout votre corps, deux options s'offrent à vous: aller à fond et essayer d'exercer chaque groupe musculaire autant que possible ou entraîner tout votre corps sans tout épuiser. La deuxième option a l'avantage de nécessiter moins de temps tout en activant toujours tous les principaux groupes musculaires et en conduisant aux adaptations qui doivent se produire pour faire l'expérience de gains de force et d'endurance. Faites-le de manière cohérente, au fil du temps, et vous verrez des avantages tangibles.

Objectif : Force & Tonification

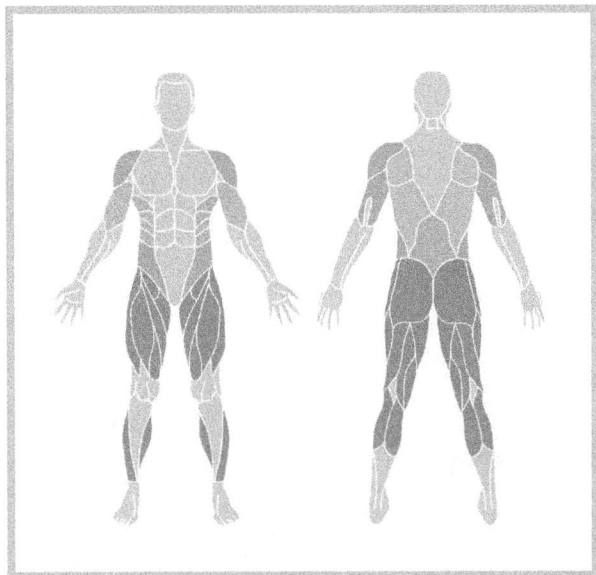

Protagoniste

DAREBEE ENTRAÎNEMENT   © darebee.com

NIVEAU I 3 séries **NIVEAU II** 5 séries **NIVEAU III** 7 séries **REPOS** jusqu'à 2 min

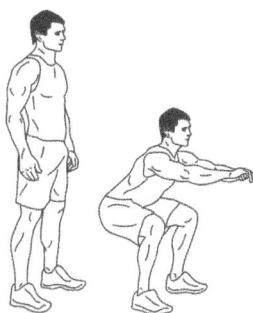

10 squats

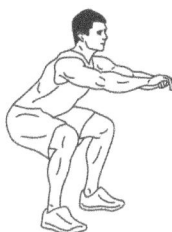

5-count squat

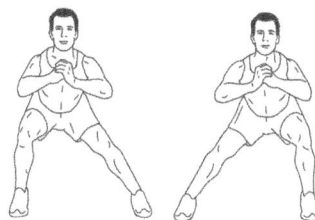

10 fentes latérales

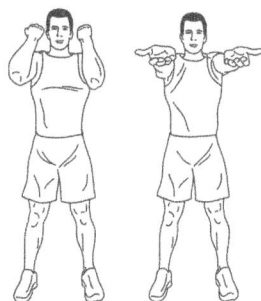

10 extensions de biseps

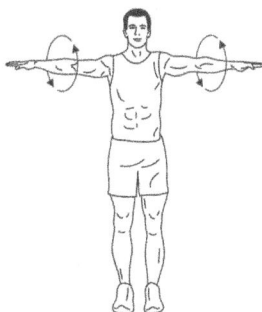

10 cercles de bras

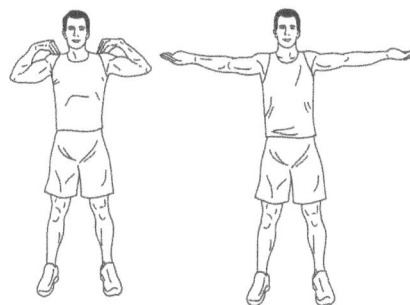

10 toucher-épaules

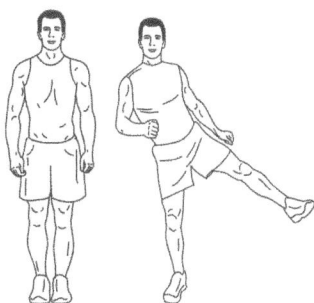

10 levées latérales

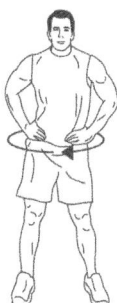

5 rotations du bassin

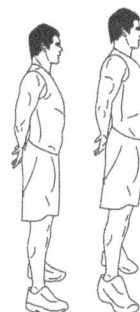

10 talons levés

5-count = "en comptant jusqu'à 5"

71 Rage

Les compétences de combat font plus que simplement entraîner votre corps. C'est exactement pourquoi *Rage* devrait être sur votre liste des défis à conquérir.

Objectif : Force & Tonification

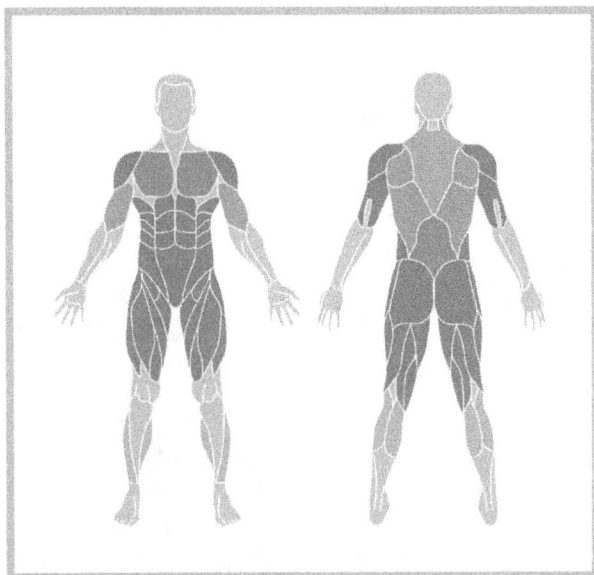

RAGE

ENTRAÎNEMENT PAR DAREBEE   © darebee.com

NIVEAU I 3 séries **NIVEAU II** 5 séries **NIVEAU III** 7 séries **REPOS** jusqu'à 2 min

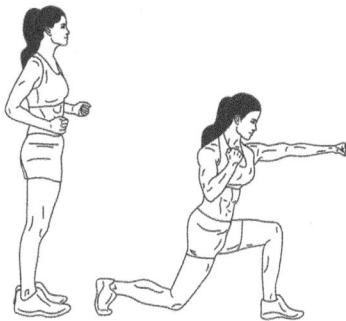

10 fentes avec coups de poing

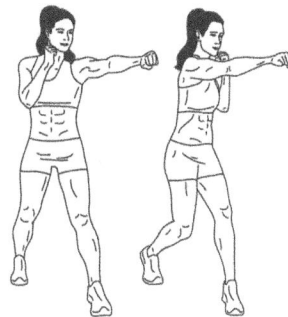

20 coups de poing

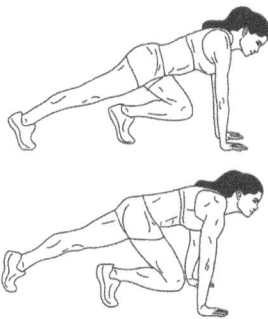

10 grimpeurs

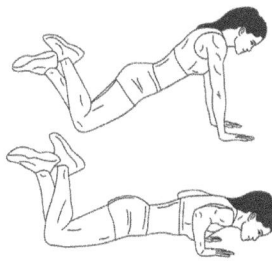

2 pompes genoux

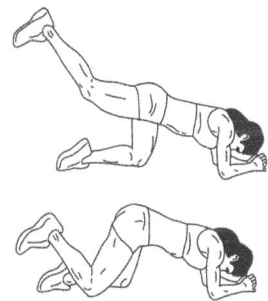

10 coups de pied d'âne

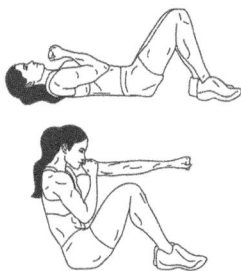

2 levées du buste

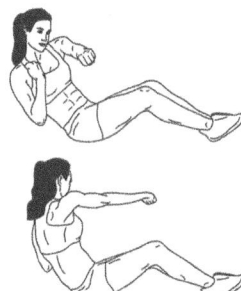

10 coups de poing assis

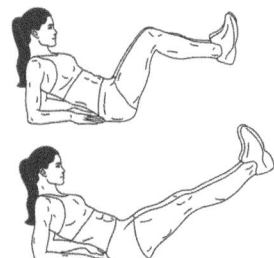

10 crunchs rameur

72 La Vie Est Belle

Pour les jours où vous souhaitiez simplement un entraînement complet pour tout le corps qui activerait pratiquement tous les muscles, vous aiderait à vous sentir vivant et prêt à tout, l'entraînement *La Vie Est Belle* est votre ensemble d'exercices idéal. Compact, rapide et puissant, il vous fera vous sentir suffisamment heureux d'être en vie pour que vous ne puissiez pas vous empêcher de dire «la vie est belle» à la fin.

Objectif : Yoga

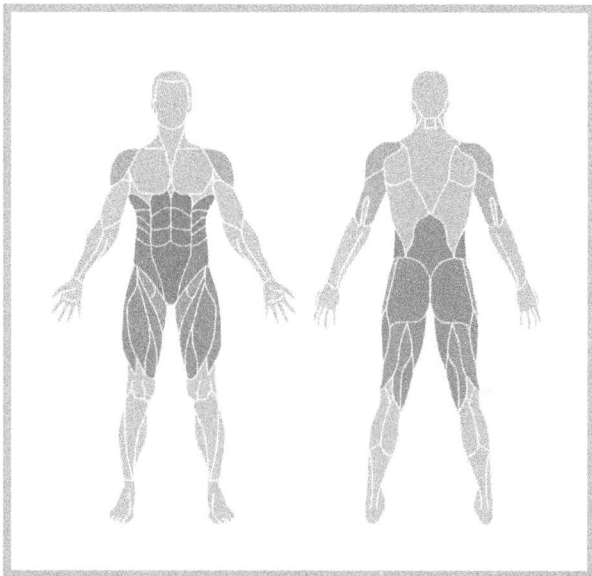

La vie est belle

DAREBEE YOGA ENTRAÎNEMENT © darebee.com

Maintenez chaque pose pendant 20 secondes puis continuez.
Répétez la sequence encore de l'autre côté.

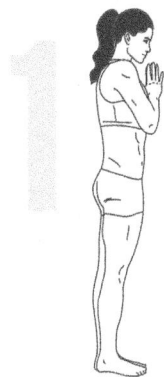

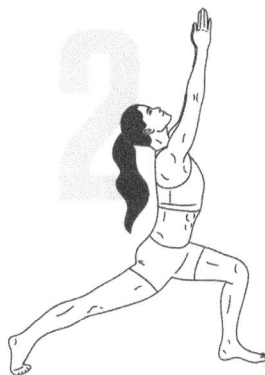

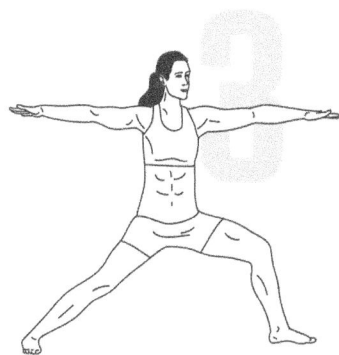

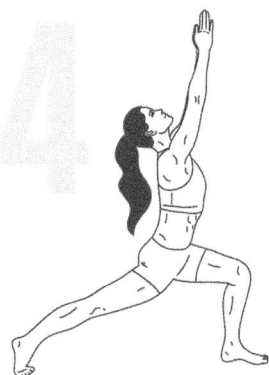

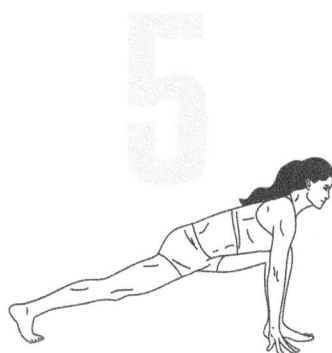

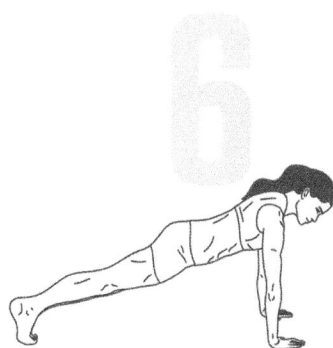

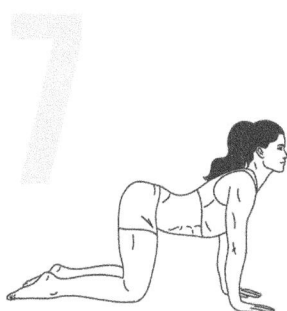

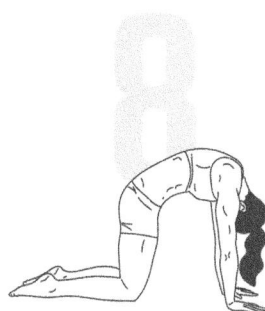

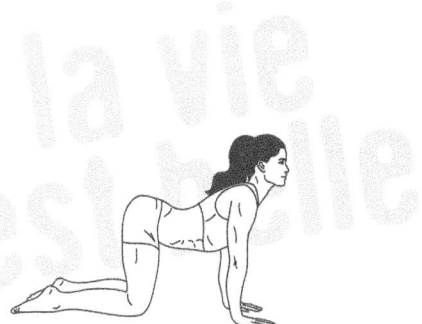

73 Récupération

Aidez votre corps à récupérer et à vos muscles de se revitaliser avec des exercices qui activent tous les bons groupes musculaires. *Récupération* est un entraînement de niveau I qui aide votre corps et votre esprit à récupérer tout en restant physiquement actif pour vous garder fort et en bonne santé.

Objectif : Yoga, Récupération

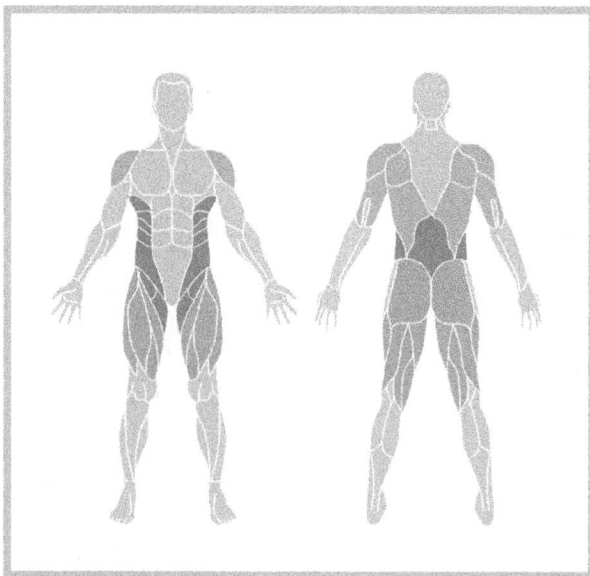

RÉCUPÉRATION

YOGA ENTRAÎNEMENT par DAREBEE © darebee.com
Maintenez chaque pose pendant 20 secondes puis continuez.
Répétez la sequence encore de l'autre côté.

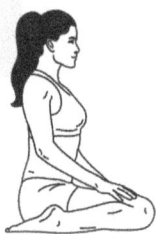

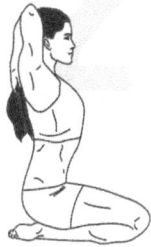

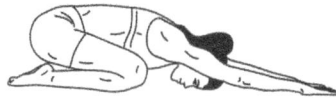

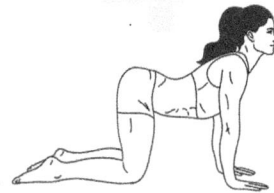

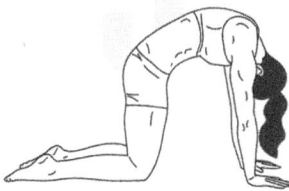

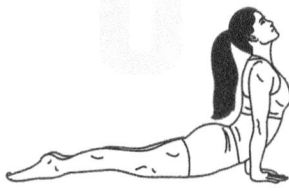

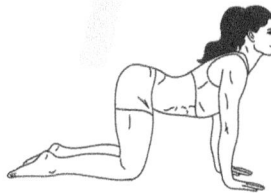

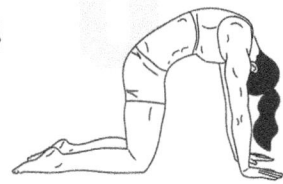

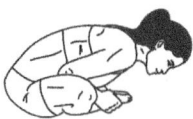

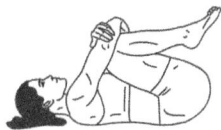

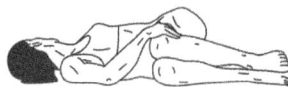

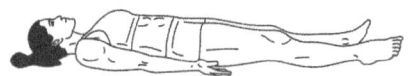

74 Ré-Gén

Développez lentement votre force et vos capacités avec l'entraînement *Ré-Gén*. Parfait lorsque vous recommencez, revenez après une pause ou récupérez d'une blessure. Presque tous les principaux groupes musculaires sont ciblés, mais vous ne finirez pas l'entraînement en vous sentant épuisé. Une fatigue minime réduit également les risques de blessures et ne surcharge pas les muscles.

Objectif : Brûle-Graisse

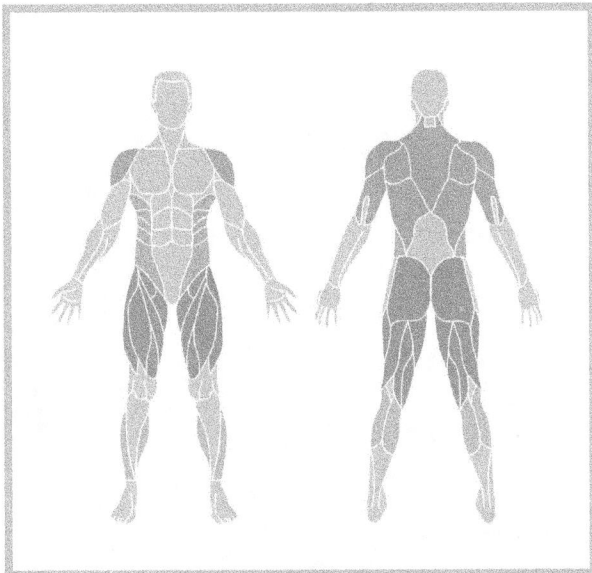

RÉ-GÉN

DAREBEE ENTRAÎNEMENT © darebee.com

NIVEAU I 3 séries **NIVEAU II** 5 séries **NIVEAU III** 7 séries **REPOS** jusqu'à 2 min

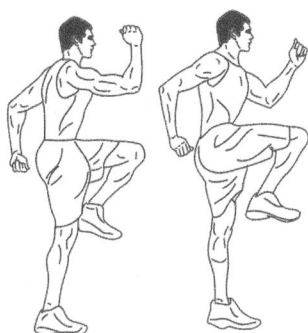

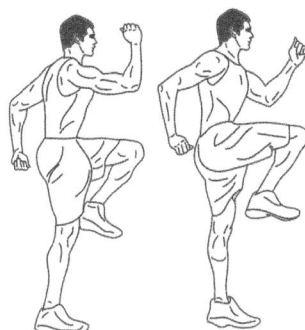

20 pas de marche   **4** fentes inversées   **20** pas de marche

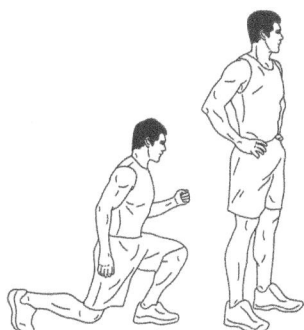

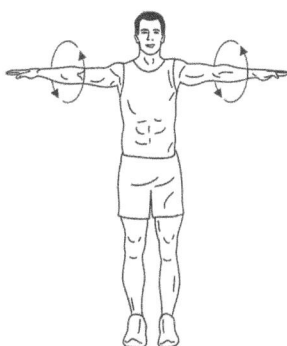

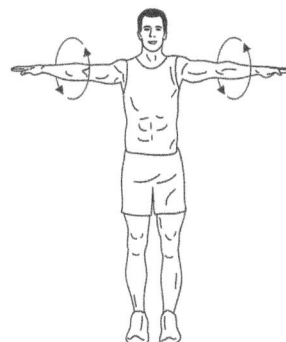

20 cercles de bras   **20** toucher-épaules   **20** cercles de bras

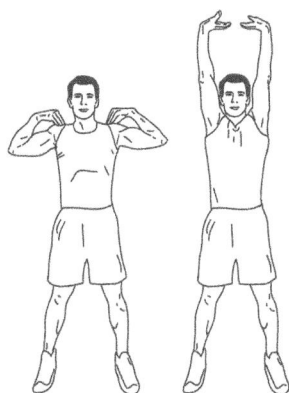

Bonne Place, Bon Temps

Bonne Place, Bon Temps est un entraînement qui vous permet d'activer votre système cardiovasculaire, de faire travailler votre cœur et vos poumons et de faire fonctionner tout votre système rapidement. Ensuite, vous vous sentirez plein d'énergie et prêt à affronter le monde malgré votre entraînement.

Objectif : Brûle-Graisse

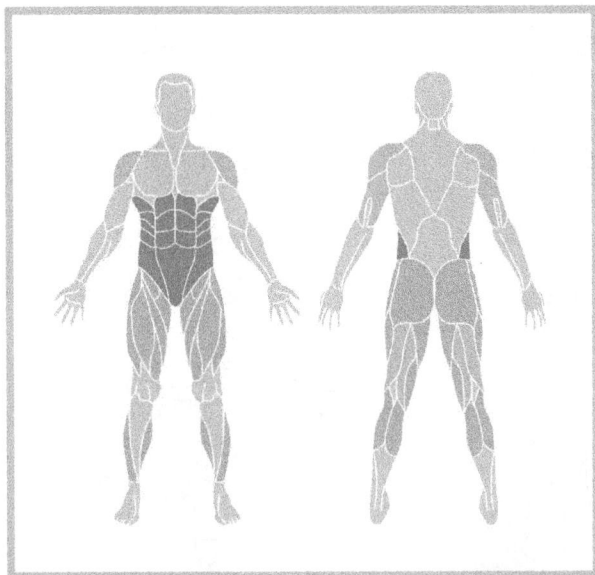

BONNE PLACE, BON TEMPS

DAREBEE ENTRAÎNEMENT © darebee.com

NIVEAU I 3 séries **NIVEAU II** 5 séries **NIVEAU III** 7 séries **REPOS** jusqu'à 2 min

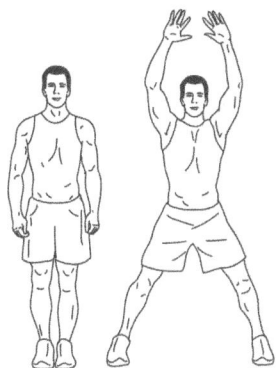

12 jumping jacks

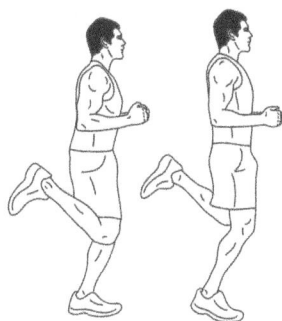

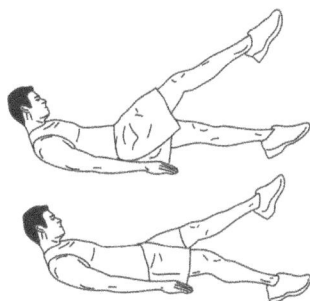

12 talons fesses

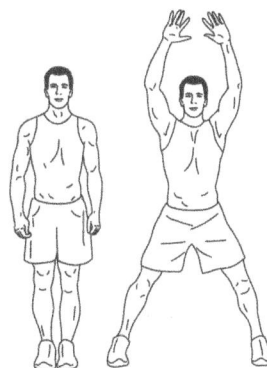

12 jumping jacks

12 battements de jambes

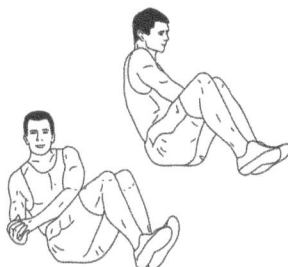

12 rotations russes

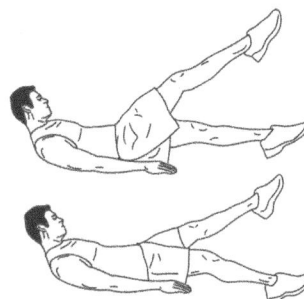

12 battements de jambes

Tous Ensemble

Être «léger sur les pieds» nécessite des mollets solides, des articulations stables de la cheville, du genou et de la hanche et des tendons et ligaments puissants. Bonne tenue fasciale, excellent équilibre et capacité à récupérer rapidement des mouvements à fort impact. *Tous Ensemble* n'est pas un entraînement très dur, mais il touche tous les bons boutons et fournit des résultats impressionnants.

Objectif : Brûle-Graisse

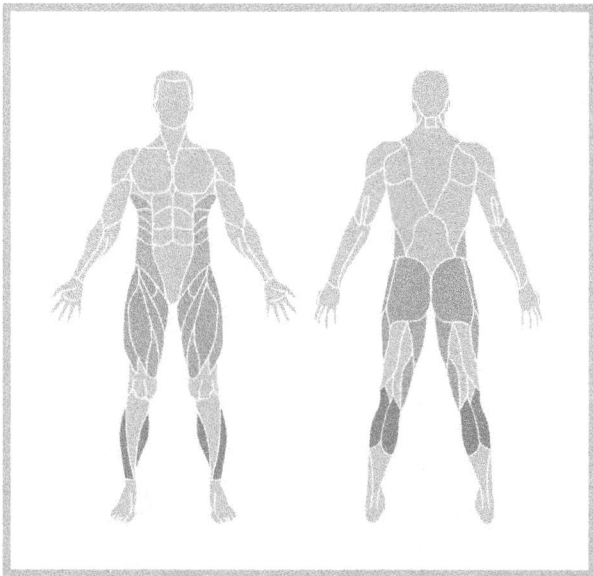

Tous Ensemble

DAREBEE ENTRAÎNEMENT © darebee.com

NIVEAU I 3 séries **NIVEAU II** 5 séries **NIVEAU III** 7 séries **REPOS** jusqu'à 2 min

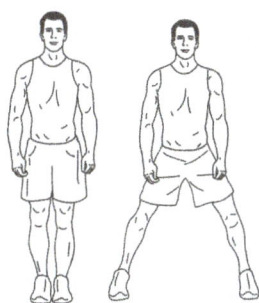

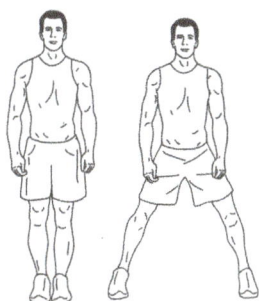

10 sauts écarté-serré

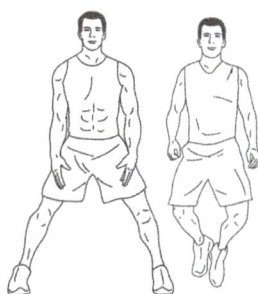

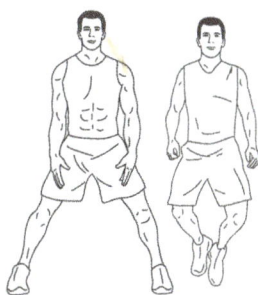

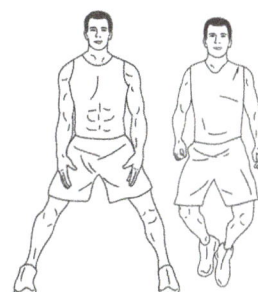

2 sauts en frappant les talons

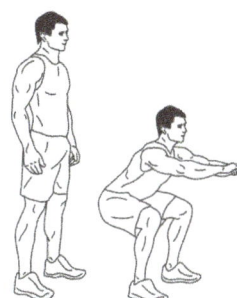

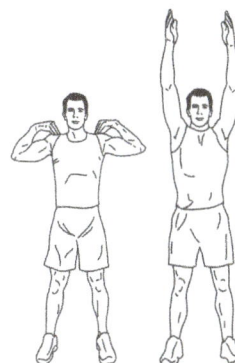

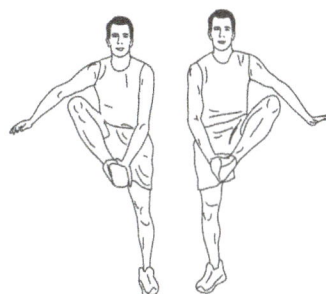

2 squats

10 sauts écarté-serré

2 sauts en frappant les talons

10 toucher-épaules

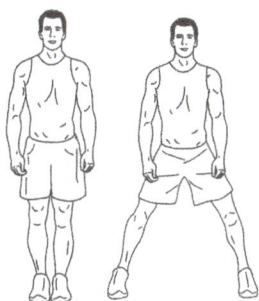

10 sauts écarté-serré

2 sauts en frappant les talons

2 toucher-pieds

77 Sage

Sage est un entraînement complet de préparation au combat qui devient votre tremplin vers des entraînements de fitness plus exigeants basés sur les mouvements de combat. Parfait pour les débutants, cela devient également un entraînement d'entrée de gamme pour ceux qui cherchent à améliorer un peu les choses.

Objectif : Force & Tonification

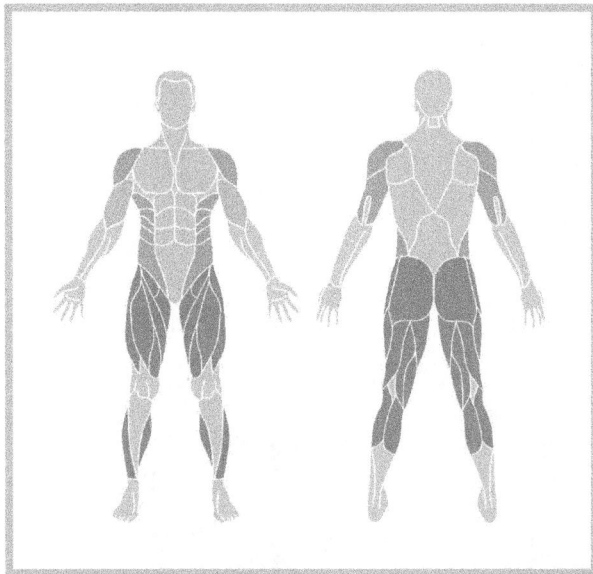

SAGE

DAREBEE ENTRAÎNEMENT © darebee.com

NIVEAU I 3 séries **NIVEAU II** 5 séries **NIVEAU III** 7 séries **REPOS** jusqu'à 2 min

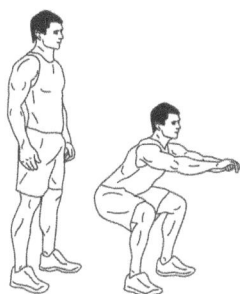

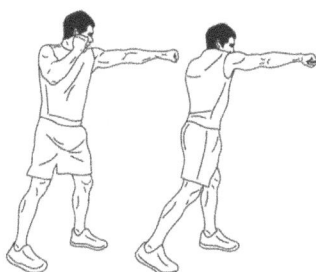

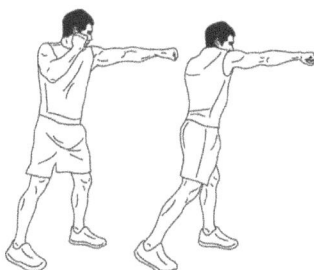

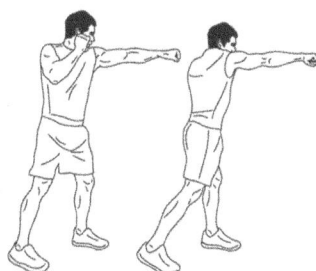

5 squats   **20** coups de poing   **10** rotations hanche

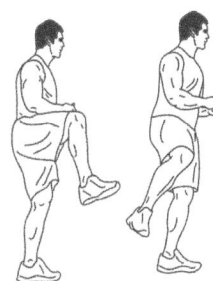

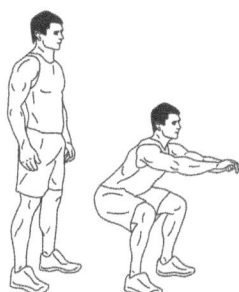

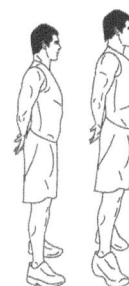

5 squats   **20** coups de poing   **5** talons levés

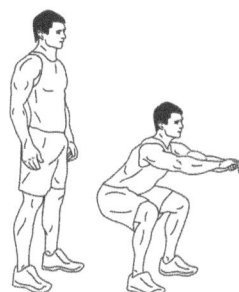

5 squats   **20** coups de poing   **10-count** squat

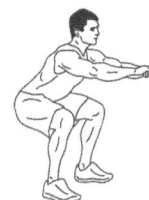

10-count = "en comptant jusqu'à 10"

78   Chercher & Sauver

Un entraînement complet pour tout le corps devrait vous faire sentir comme un combattant ultime travaillant contre toute attente, derrière les lignes ennemies. En l'occurrence, *Chercher & Sauver* est exactement ce genre d'entraînement.

Objectif : Brûle-Graisse

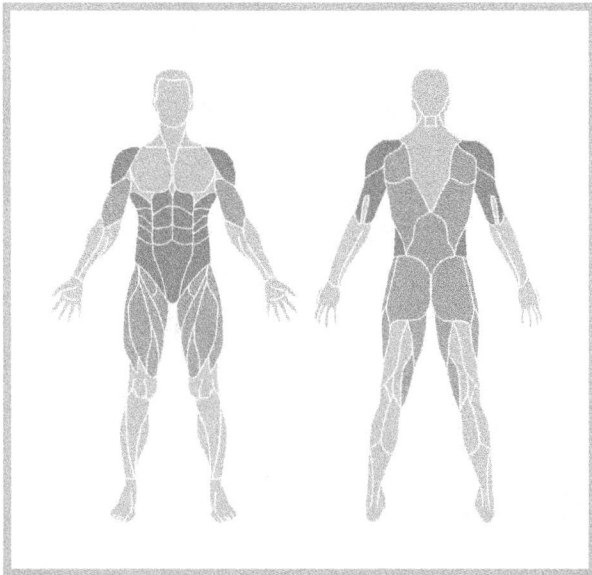

CHERCHER & SAUVER

DAREBEE ENTRAÎNEMENT © darebee.com

NIVEAU I 3 séries **NIVEAU II** 5 séries **NIVEAU III** 7 séries **REPOS** jusqu'à 2 min

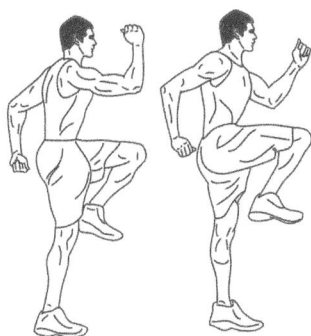

20 pas de marche   **10** rotations en planche   **10** levées de jambe en planche

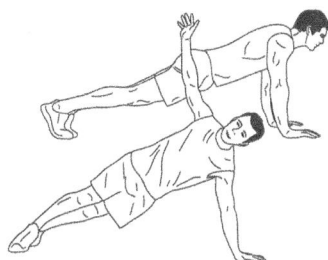

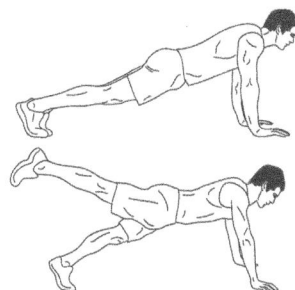

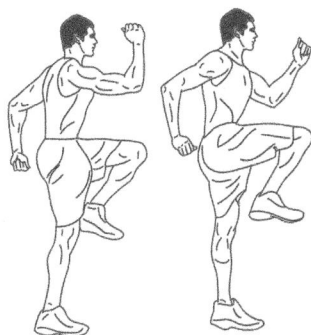

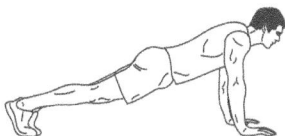

20 pas de marche   **10** toucher-épaules   **10-count** planche maintenue

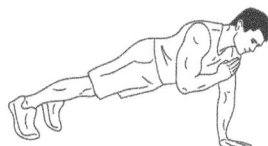

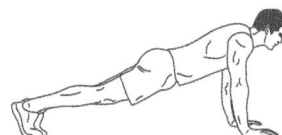

10-count = "en comptant jusqu'à 10"

79 Prenez Soin De Vous

Les jours où le monde semble trop vaste, trop bruyant, trop complexe et que tout ce que vous voulez faire est de vous y cacher, vous avez besoin d'un entraînement qui vous fait vous sentir bien dans votre peau. Ancrez-vous dans la physicalité de votre corps et la présence de votre esprit. Il vous aide à vous trouver et à comprendre où vous êtes et ce que vous ressentez. L'entraînement *Prenez Soin De Vous* est à peu près cela. Pas de «poussée», pas de recherche de limites ici. Juste une chance de faire quelque chose qui dira: je suis là. Je suis moi. Je suis capable. Je persisterai. J'en ai assez.

Objectif : Yoga

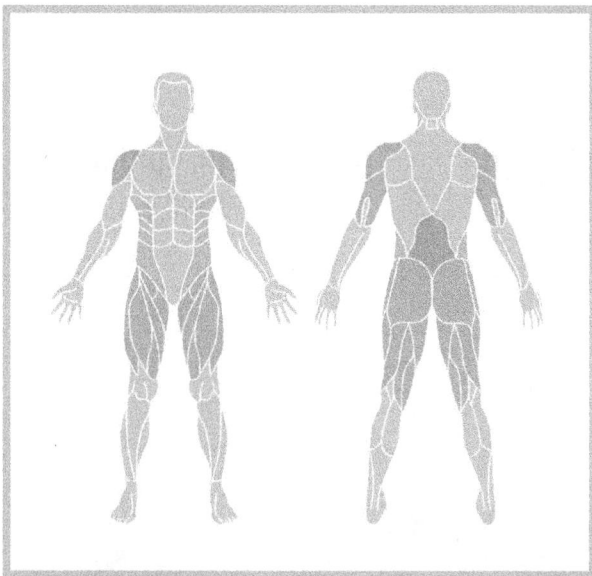

prenez soin de vous

DAREBEE ENTRAÎNEMENT © darebee.com

Maintenez chaque pose pendant 20 secondes puis continuez.
Répétez la sequence encore de l'autre côté.

1
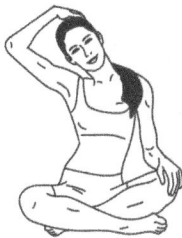

2
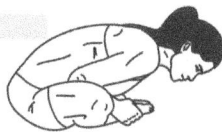

3
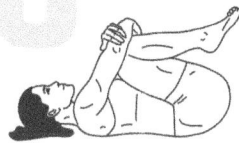

4
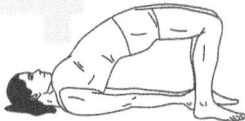

5
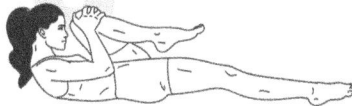

6
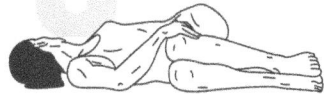

7
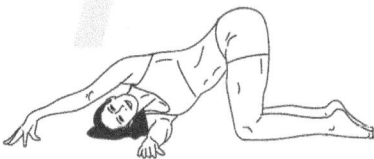

8
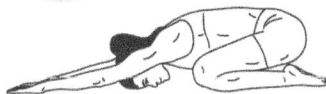

9
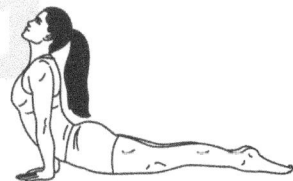

80 Sérénité

Libérez votre équilibre intérieur avec l'entraînement *Sérénité*. Ses mouvements fluides augmentent votre propre conscience en soi et votre sens de la totalité en vous. Vous ne pouvez pas séparer l'intérieur de l'extérieur, c'est pourquoi, lorsque vous passez d'une posture à l'autre, vous améliorez également votre équilibre intérieur ainsi que votre équilibre physique externe.

Objectif : Yoga

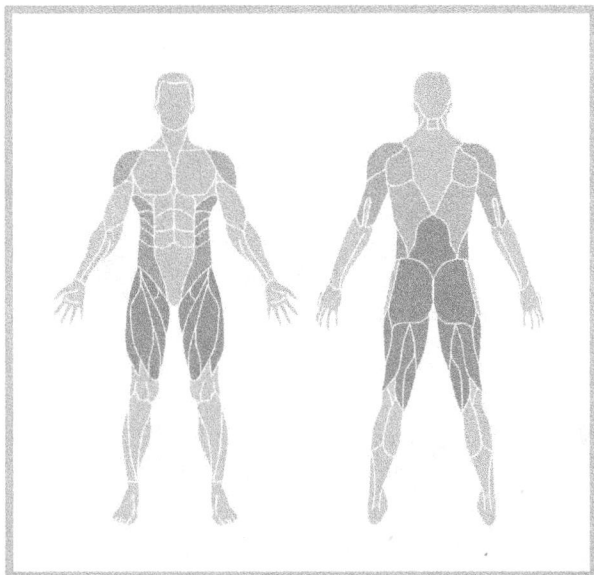

SÉRÉNITÉ

DAREBEE YOGA ENTRAÎNEMENT © darebee.com

Maintenez chaque pose pendant 20 secondes puis continuez.
Répétez la sequence encore de l'autre côté.

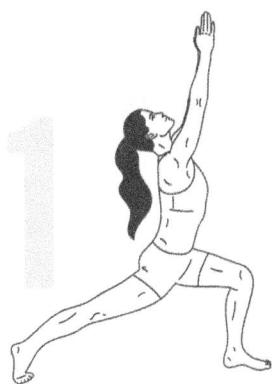

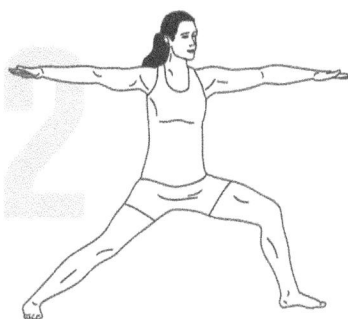

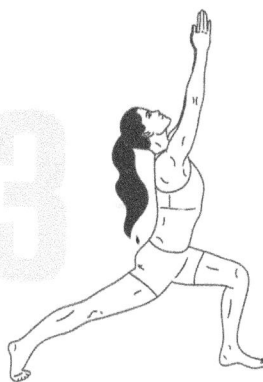

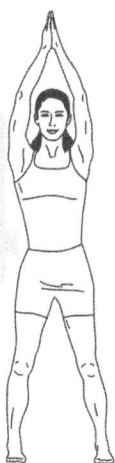

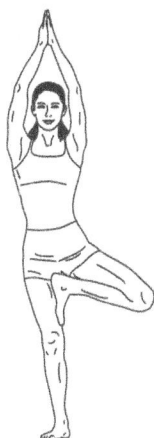

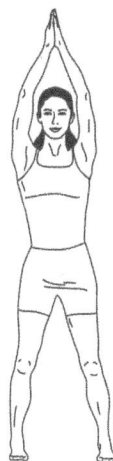

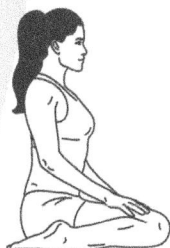

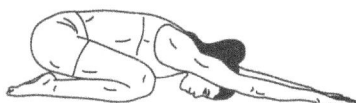

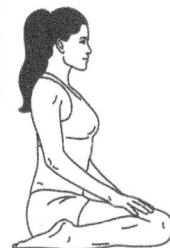

81   Objectifs Fixés

Sans objectifs, il n'y a pas de cibles. Sans objectifs, il n'y a pas d'effort. Sans effort, la motivation se dissipe. Heureusement, l'entraînement *Objectifs Fixés* est là pour résoudre tout cela. Parfait pour les jours où un entraînement complet du corps est nécessaire.

Objectif : Force & Tonification

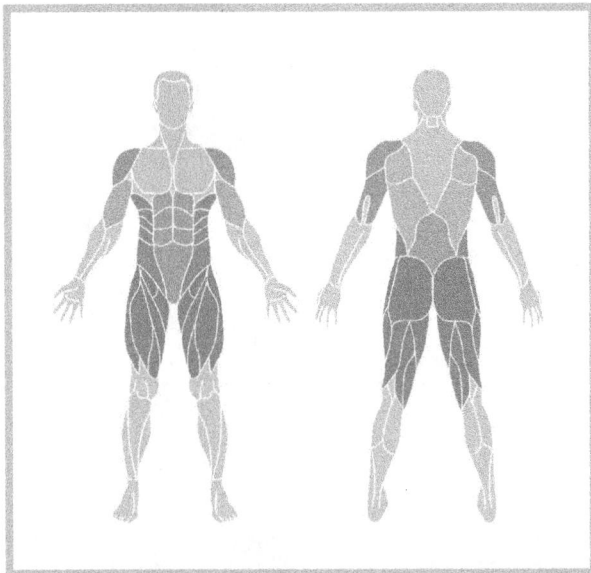

Objectifs **Fixés**

ENTRAÎNEMENT PAR DAREBEE © darebee.com

Niveau I 3 séries **Niveau II** 5 séries **Niveau III** 7 séries **Repos** 2 minutes

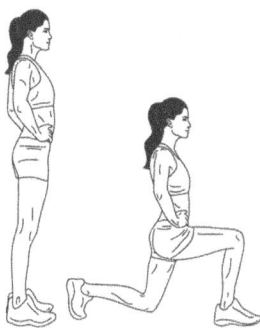

4 fentes

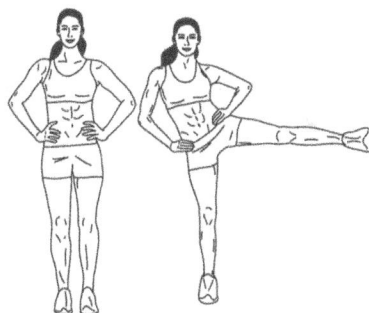

20 levées latérales de jambes

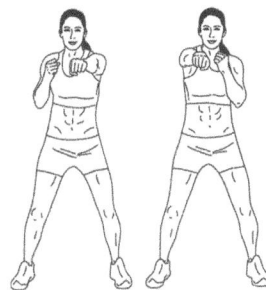

20 coups de poing

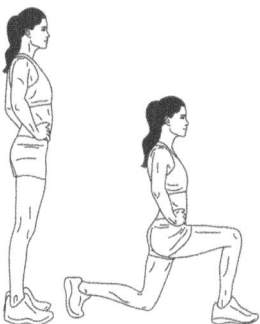

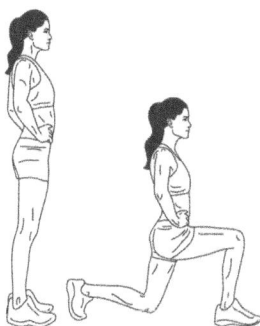

4 fentes

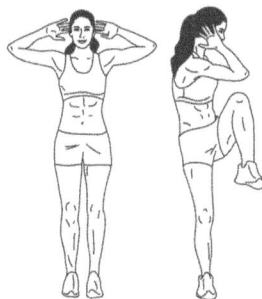

4 genou-au-coudes

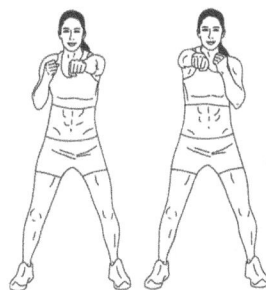

20 coups de poing

4 fentes

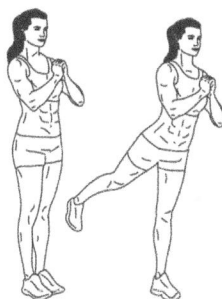

20 levées de jambe en arrière

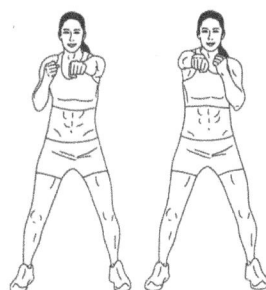

20 coups de poing

Silence

Silence est un entraînement complet du corps de niveau II qui cible tous les principaux groupes musculaires sans ignorer les tendons et les ligaments. Le résultat est un entraînement qui a l'air d'une facilité trompeuse, mais qui vous donnera le sentiment que vous avez suffisamment travaillé pour que votre corps s'améliore.

Objectif : Force & Tonification

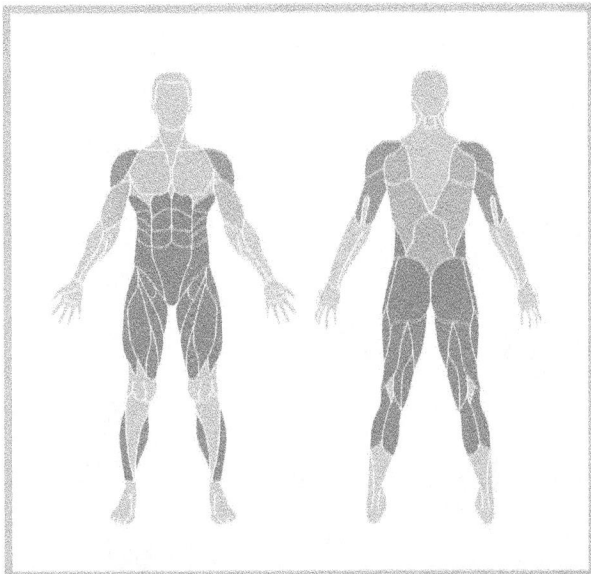

SILENCE

DAREBEE ENTRAÎNEMENT © darebee.com

NIVEAU I 3 séries **NIVEAU II** 5 séries **NIVEAU III** 7 séries **REPOS** jusqu'à 2 min

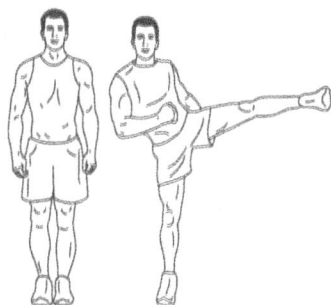

20 levées latérales de jambe

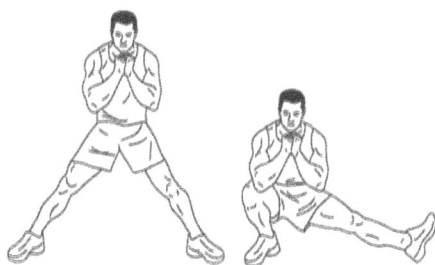

6 squats cosaque

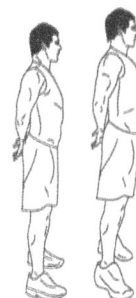

20 talons levés

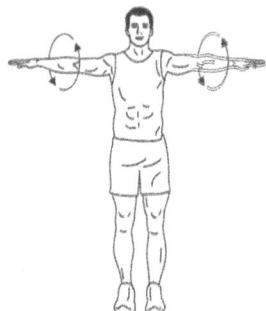

20 cercles de bras

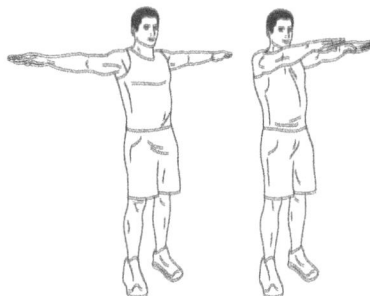

20 extensions des bras

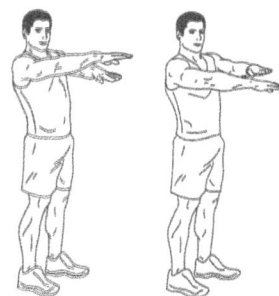

20 sciseaux

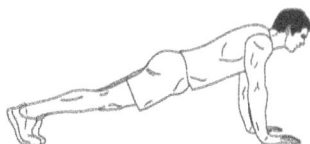

20-count planche maintenue
(en comptant jusqu'à 20)

83 Quelque Chose Que Je Peux Faire

Si vous êtes nouveau dans le monde de fitness ou si vous revenez après une longue pose, vous devez reprendre vos activités avec un entraînement que vous pouvez réellement faire. *Quelque Chose Que Je Peux Faire* est un entraînement qui cible la force, la forme cardiovasculaire et la capacité aérobie (VO2 Max). Cela vous aidera à faire bouger votre corps et à lancer le processus de construction d'une meilleure version physique de vous.

Objectif : Brûle-Graisse

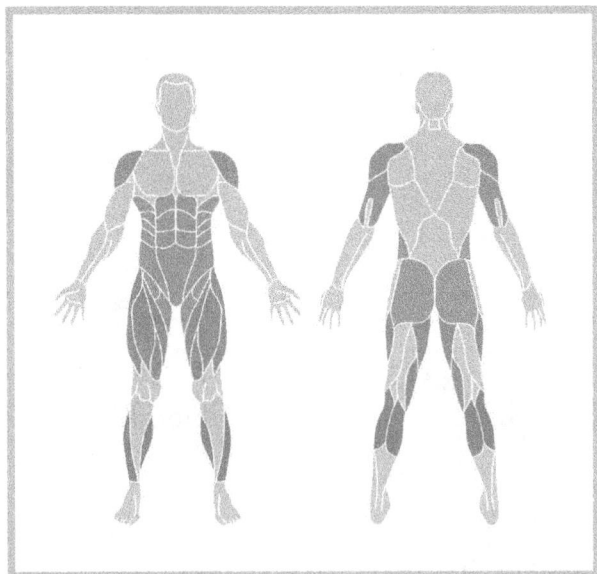

QUELQUE CHOSE QUE
JE PEUX FAIRE

DAREBEE ENTRAÎNEMENT © darebee.com

NIVEAU I 3 séries **NIVEAU II** 5 séries **NIVEAU III** 7 séries **REPOS** jusqu'à 2 min

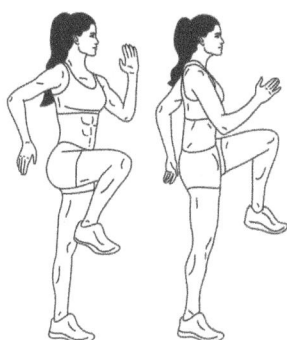

20 pas de marche

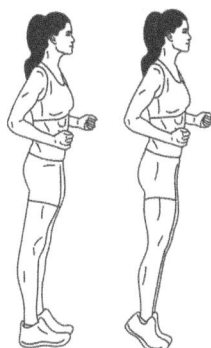

5 talons levés

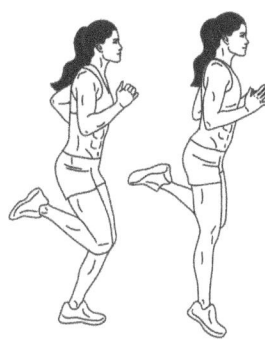

20 talons fesses

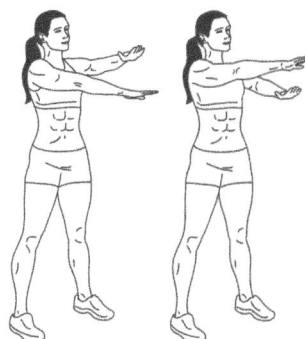

20 ciseaux

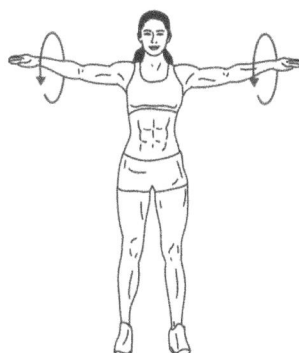

10 cercles de bras

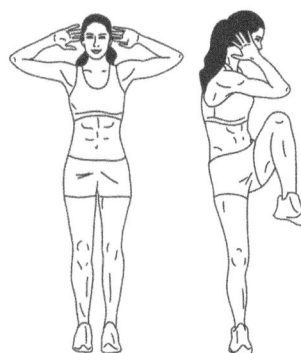

10 genou-au-coudes

84 En Éclats

L'entraînement *En Éclats* est construit autour des squats sautés, ce qui signifie que vous devez descendre aussi bas que possible à chaque fois, en gardant votre dos droit et vos talons complètement à plat sur le sol. Il s'agit d'un entraînement complet pour tout le corps où les muscles sont utilisés dans tous les exercices en s'appuyant sur la puissance générée par le bas du corps pour faire de votre corps une machine efficace et coordonnée.

Objectif : Force & Tonification

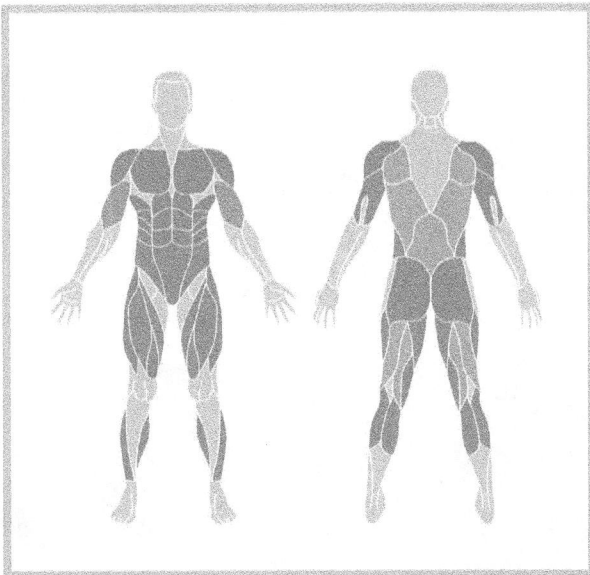

EN ÉCLATS

DAREBEE ENTRAÎNEMENT © darebee.com

NIVEAU I 3 séries **NIVEAU II** 5 séries **NIVEAU III** 7 séries **REPOS** jusqu'à 2 min

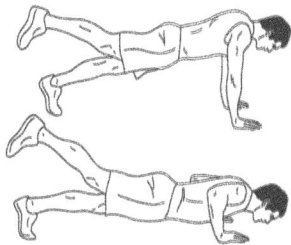

10 pompes jambe levée

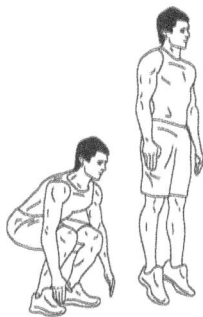

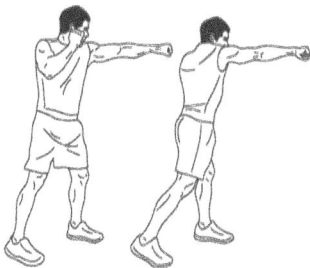

10 squats sautés

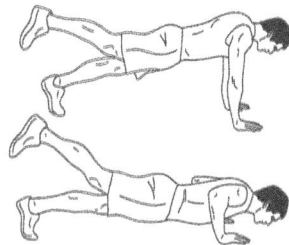

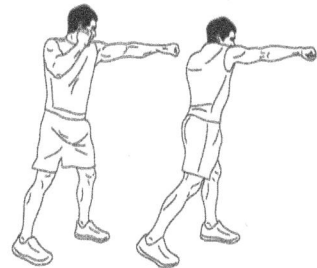

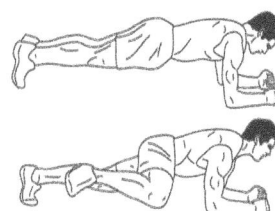

10 pompes jambe levée

20 coups de poing

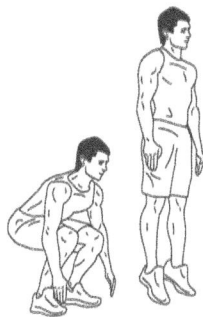

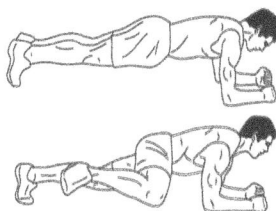

10 squats sautés

20 coups de poing

10 flexions de jambe
en planche

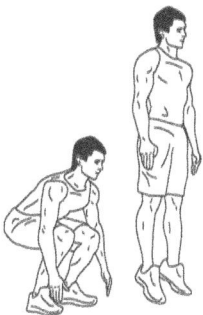

10 squats sautés

10 flexions de jambe
en planche

85 Essayons De Rester Sain

Essayons De Rester Sain est l'entraînement que vous recherchez. Conçu pour les jours où la santé mentale a été mise à rude épreuve par les circonstances, il emmène votre esprit et votre corps à travers une série d'exercices stimulants qui vous laisseront concentré, rafraîchi et prêt à affronter à nouveau le monde; sur une quille plus uniforme.

Objectif : Brûle-Graisse

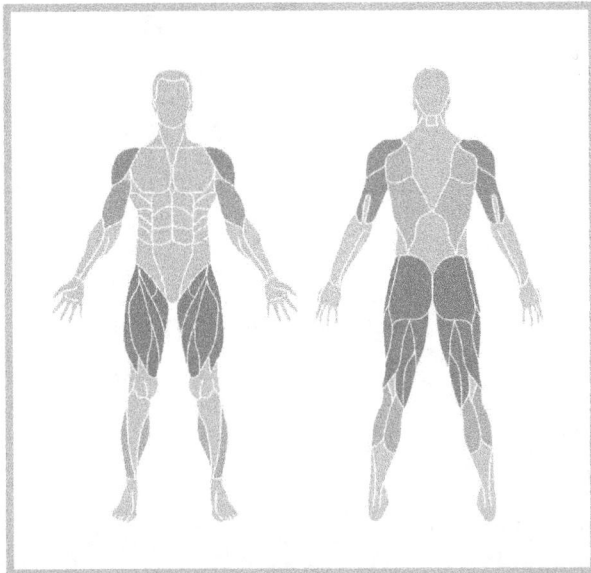

ESSAYONS DE
RESTER
SAIN

ENTRAÎNEMENT
PAR DAREBEE
© darebee.com

Niveau I 3 séries
Niveau II 5 séries
Niveau III 7 séries
2 minutes de repos

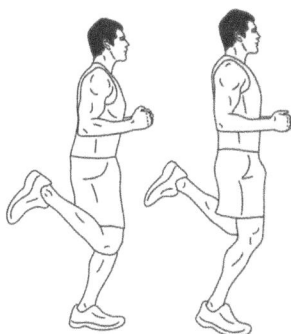

10 talons fesses

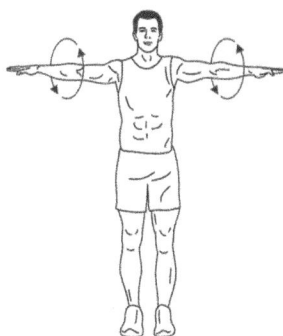

10 cercles de bras

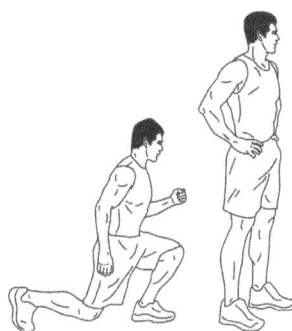

10 fentes inversées

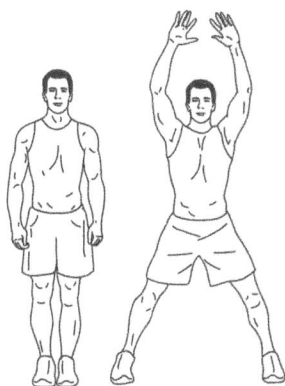

10 jumping jacks

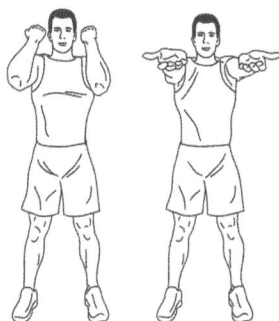

10 extensions de biceps

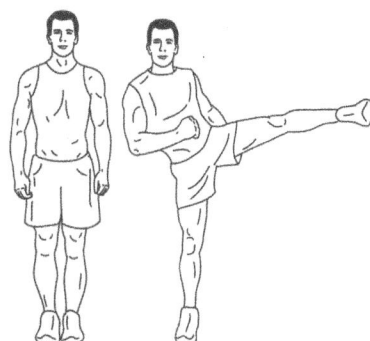

10 levées latérales
de jambe

86 C'est Une Histoire

C'est Une Histoire est un entraînement de niveau de difficulté II qui oblige tout le corps à bouger. Aucun personnage dans aucune histoire n'a jamais dépassé le chapitre I sans la capacité de commander tout son corps et d'utiliser pleinement ses ressources. Cet entraînement vous aide ensuite à vous mettre sur la voie de la réalisation de toute la longueur de votre propre récit personnel.

Objectif : Force & Tonification

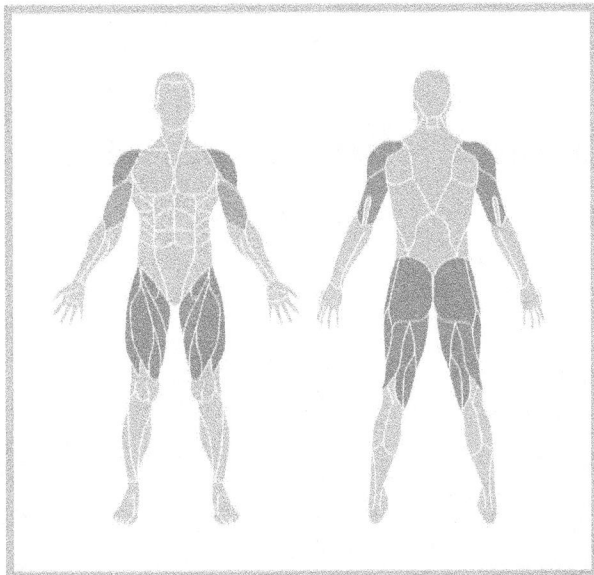

C'EST UNE HISTOIRE

DAREBEE ENTRAÎNEMENT © darebee.com

Niveau I 3 séries **Niveau II** 5 séries **Niveau III** 7 séries **Repos** 2 minutes

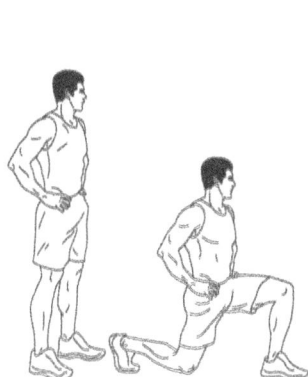

6 fentes

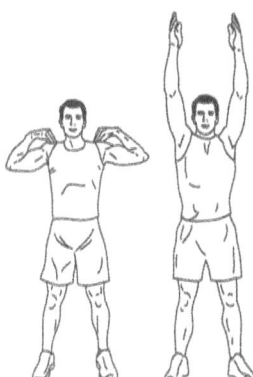

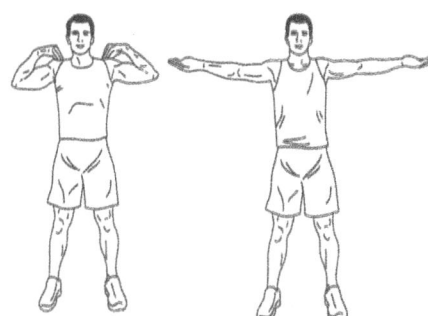

20 toucher-épaules

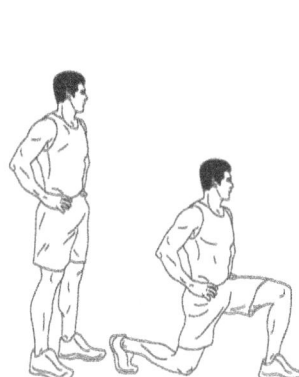

6 fentes

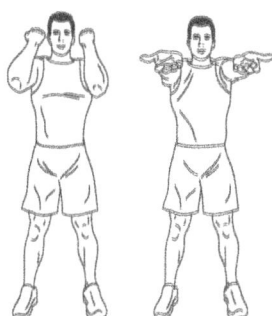

20 extensions de biceps

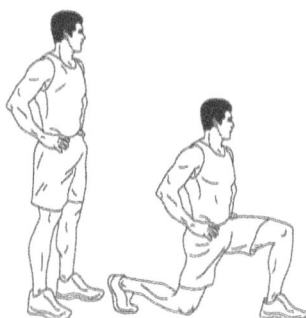

6 fentes

20 toucher-épaules

Plus Forte Aujourd'hui

Plus Forte Aujourd'hui est un entraînement trompeusement simple. C'est un entraînement complet pour tout le corps qui met beaucoup de charge sur les grands groupes musculaires du bas du corps sans négliger les tendons. En tant que tel, il fait fonctionner votre système cardiovasculaire et augmente la température de votre corps sans pour autant vider vos batteries.

Objectif : Force & Tonification

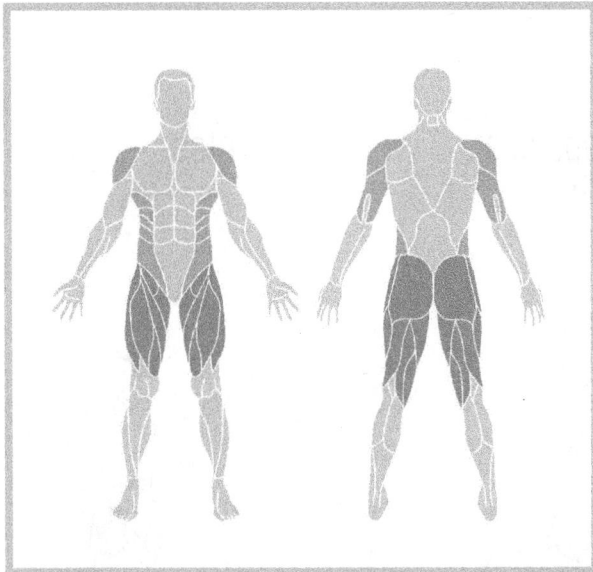

Plus forte aujourd'hui

DAREBEE ENTRAÎNEMENT © darebee.com

NIVEAU I 3 séries **NIVEAU II** 5 séries **NIVEAU III** 7 séries
jusqu'à 2 minutes de repos entre les séries

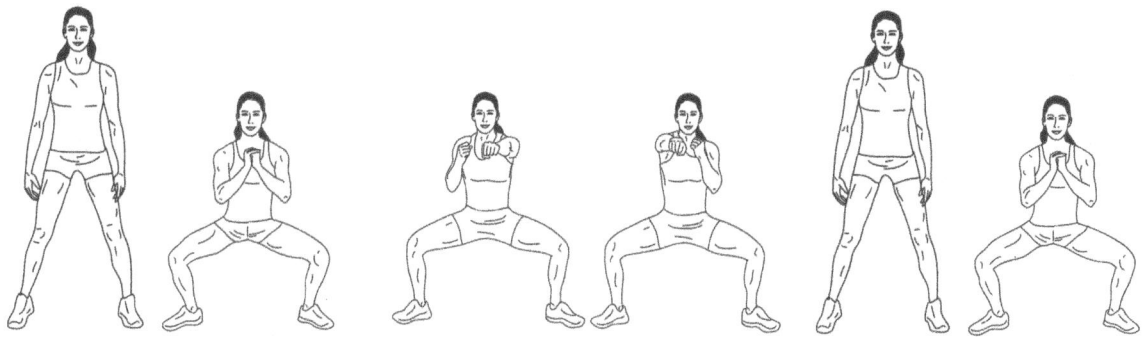

5 squats

20 coups de poing
en squat sumo

5 squats

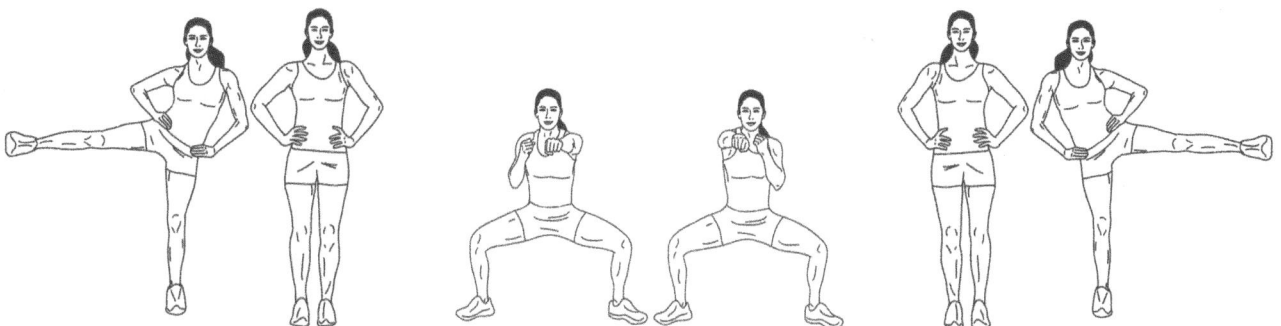

10 levées de jambe
droite

20 coups de poing
en squat sumo

10 levées de jambe
gauche

88 Le Jour J

Un entraînement de force corporelle complète permet d'activer vos muscles, d'augmenter la force et d'augmenter la puissance en établissant des niveaux plus élevés de coordination entre les différents groupes musculaires. *Le Jour J* est un entraînement qui vous aide à faire les trois.

Objectif : Force & Tonification

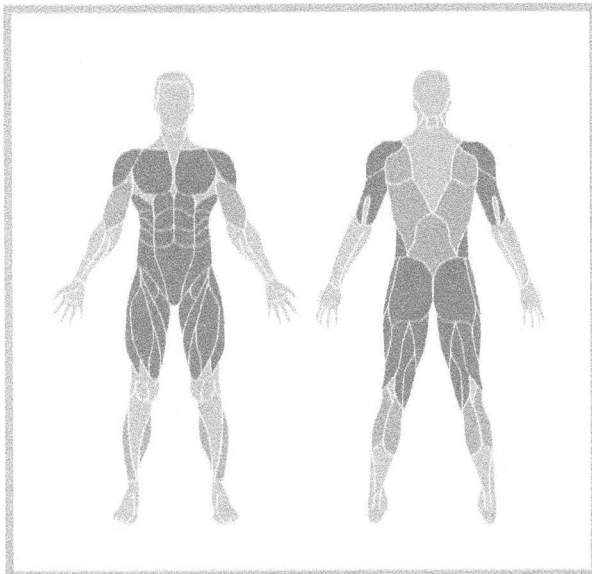

LE JOUR J

DAREBEE ENTRAÎNEMENT © darebee.com

NIVEAU I 3 séries **NIVEAU II** 5 séries **NIVEAU III** 7 séries **REPOS** jusqu'à 2 min

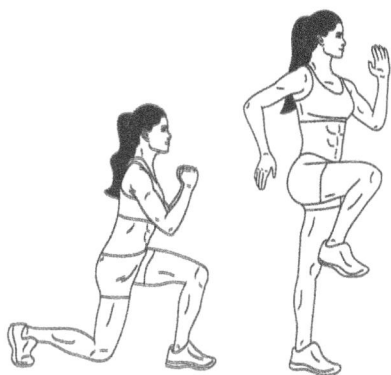

10 fentes avec levée
de genoux

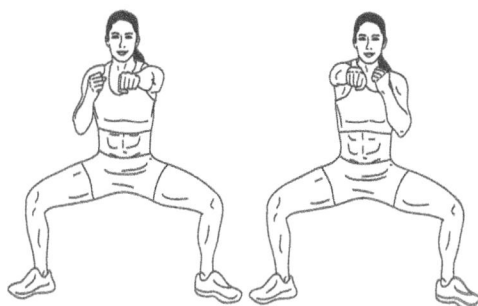

20 coups de poing
en squat sumo

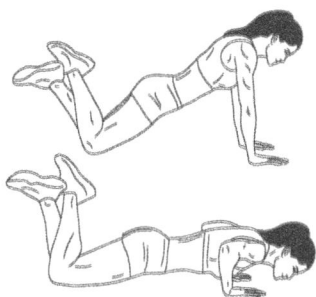

10 pompes genoux

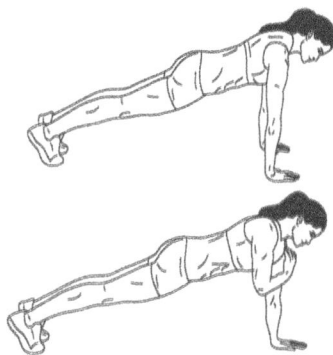

20 toucher-épaules

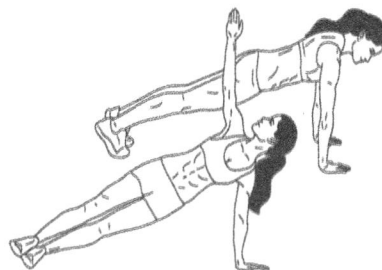

10 rotations en planche

89 Contrôle Total

Ce qui vous donne vraiment un contrôle total de votre corps, ce ne sont pas vos muscles, bien qu'ils y contribuent certainement, mais les différents maillons de la chaîne cinétique du corps, ce qui signifie que nous parlons maintenant des tendons, des ligaments et de la façon dont les groupes musculaires se coordonnent pour maintenir l'équilibre lorsque le corps est en mouvement ou dans une pose statique. C'est pourquoi *Contrôle Total* est un entraînement que vous devez faire au moins une fois par mois. Cela ne vous épuisera pas mais cela vous aidera à progresser dans votre athlétisme.

Objectif : Force & Tonification

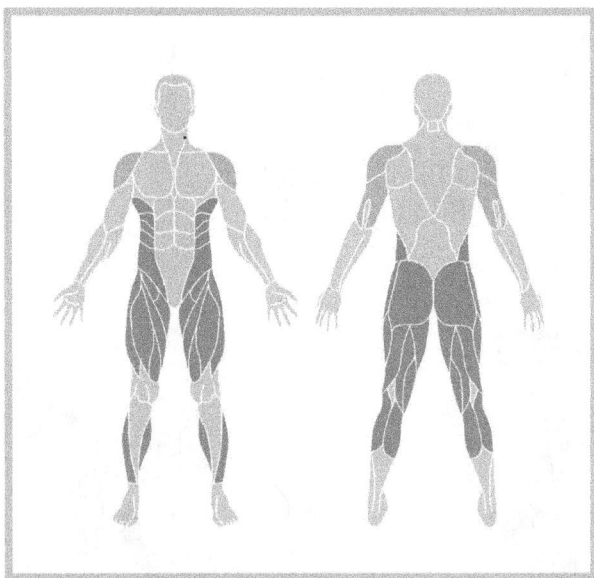

CONTRÔLE TOTAL

DAREBEE ENTRAÎNEMENT © darebee.com

NIVEAU I 3 séries **NIVEAU II** 5 séries **NIVEAU III** 7 séries **REPOS** jusqu'à 2 min

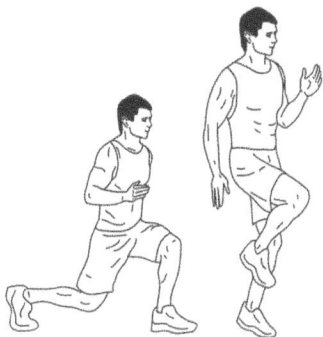

10 fentes avec levée
de genoux

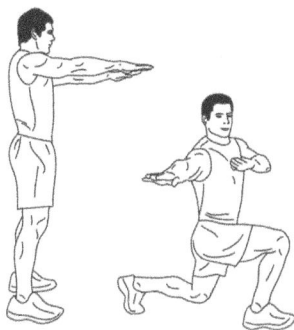

4 fentes avec torsion
du buste

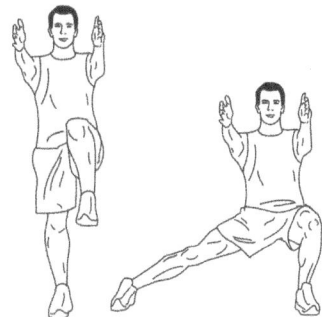

4 fentes latérales
en équilibre

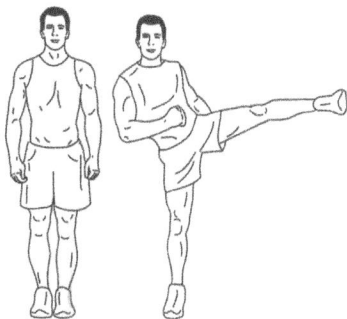

10 levées latérales
de jambe

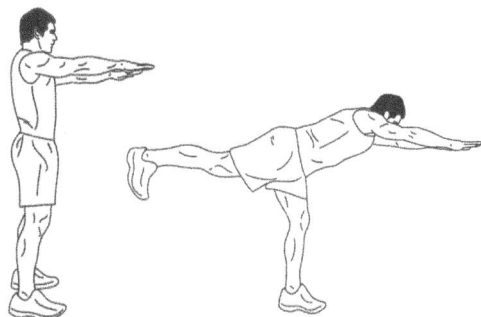

4 positions en équilibre
sur une jambe

90 Athlétisme

La tenue en piste et sur le terrain exige de la force, de l'agilité, un système cardiovasculaire solide, une bonne capacité aérobie et une grande endurance. L'entraînement *Athlétisme* cible des groupes musculaires spécifiques pour aider à charger les systèmes aérobie et cardiovasculaire et fournir la réponse adaptative nécessaire pour aider à changer votre physiologie de l'intérieur vers l'extérieur.

Objectif : Brûle-Graisse

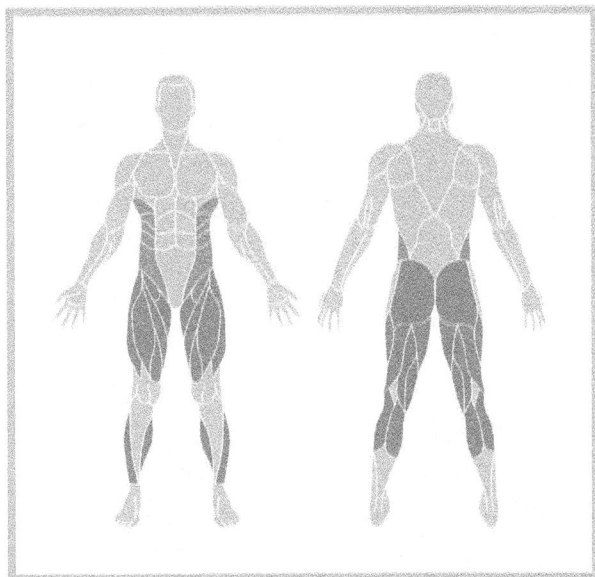

ATHLÉTISME

DAREBEE ENTRAÎNEMENT © darebee.com

NIVEAU I 3 séries **NIVEAU II** 5 séries **NIVEAU III** 7 séries **REPOS** jusqu'à 2 min

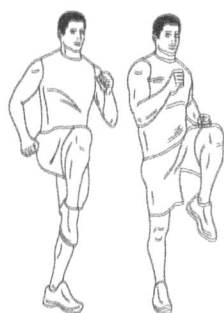

10 levées de genoux

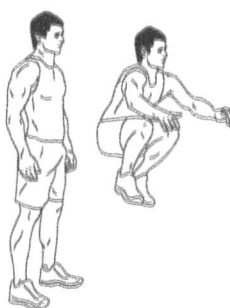

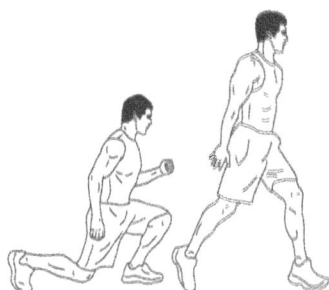

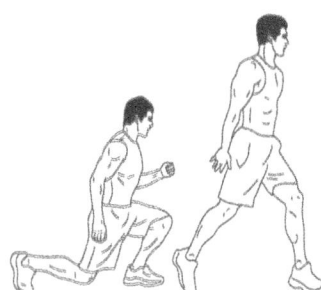

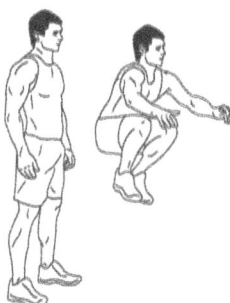

un saut groupé

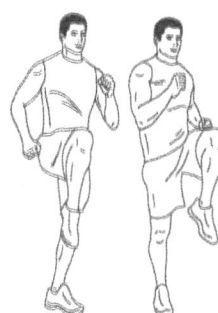

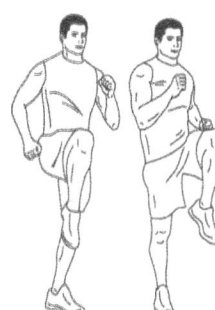

10 levées de genoux

une fente sautée

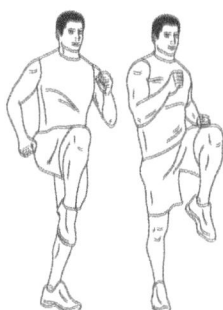

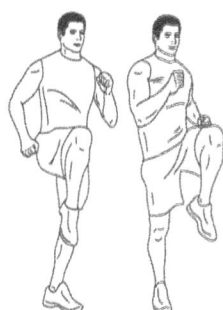

10 levées de genoux

une fente sautée

10 levées de genoux

un saut groupé

10 levées de genoux

91 Licorne

Parfois, il y a un entraînement qui combine toutes les chaînes cinétiques du corps, active le core, travaille les tendons, les muscles et les ligaments, exerce les tissus faciaux du corps, fait travailler les poumons et fait battre votre cœur et défie tous les principaux groupes musculaires du corps.

Objectif : Brûle-Graisse

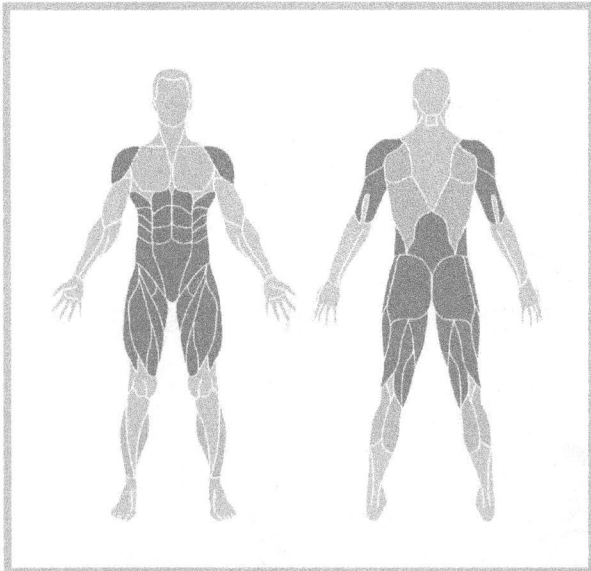

Licorne

DAREBEE ENTRAÎNEMENT © darebee.com

NIVEAU I 3 séries **NIVEAU II** 5 séries **NIVEAU III** 7 séries **REPOS** jusqu'à 2 min

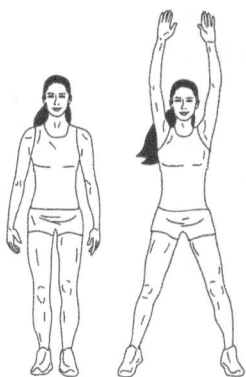

10 jumping jacks

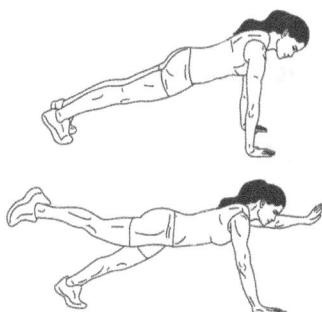

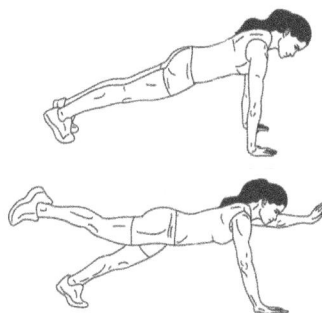

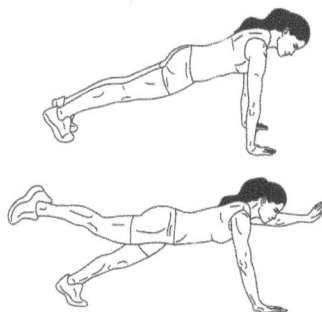

4 levées de bras et jambe alternées

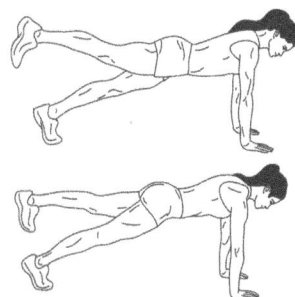

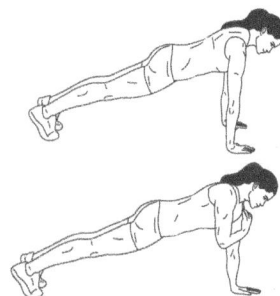

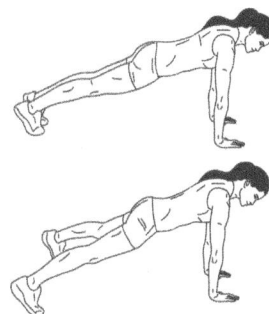

4 levées de jambe en planche

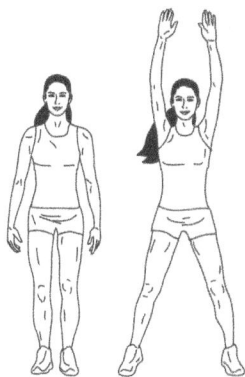

10 jumping jacks

4 levées de bras et jambe alternées

4 toucher-épaules en planche

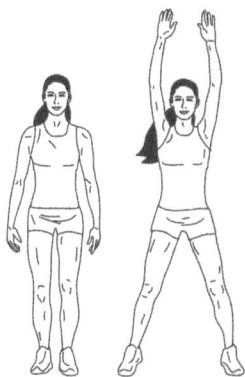

10 jumping jacks

4 levées de bras et jambe alternées

4 sauts écarté-serré en planche

92 Détente

Cette séquence de yoga rapide est une routine post-entraînement idéale. Commencez par les premiers exercices « Chat-Vache » en passant lentement de l'un à l'autre et en respirant profondément pendant 30 secondes. Ensuite, maintenez la posture de la vache et expirez rapidement 5 fois par la bouche. Tenez la pose pendant le reste des 30 secondes et respirez normalement par le nez. Tenez chaque pose après le # 2 pendant 30 secondes et détendez-vous. Changez de côté à mi-chemin pendant les # 5 et # 8. Le temps d'exécution de # 3 à # 9 peut être prolongé à une minute si vous sentez que vous avez besoin de plus de temps pour vous étirer.

Objectif : Yoga

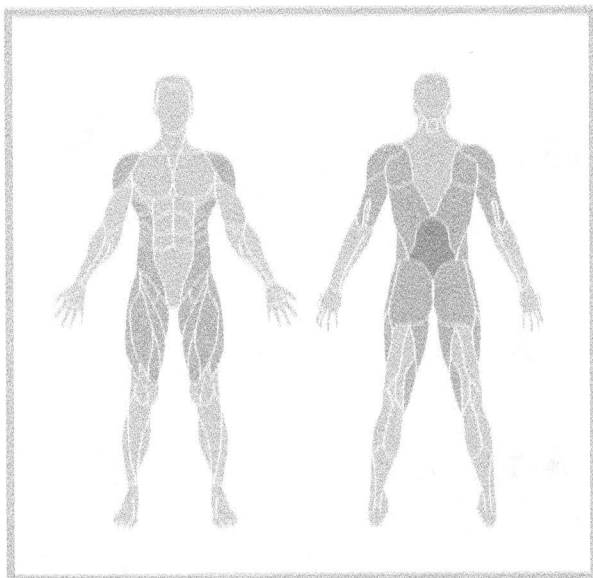

DÉTENTE

DAREBEE ENTRAÎNEMENT © darebee.com

#1 Effectuez la posture du chat - vache en continu pendant 30 secondes.
#2 Expirez rapidement 5 fois puis maintenez la posture.
Maintenez chaque posture après #2 pendant 30 secondes.

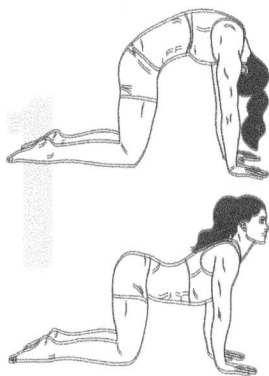

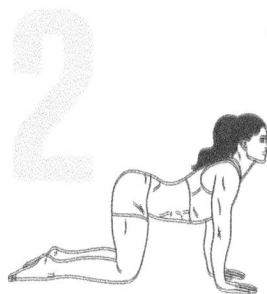

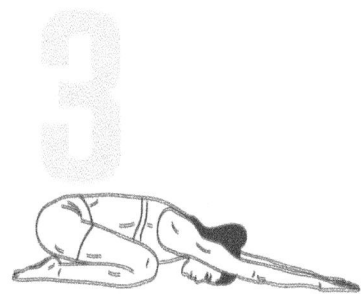

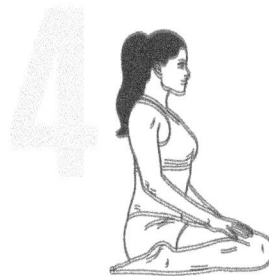

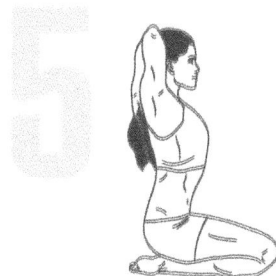

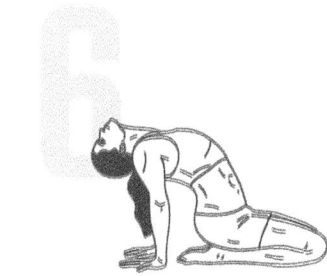

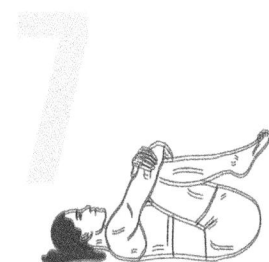

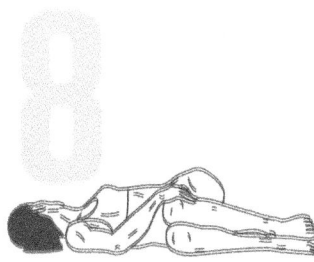

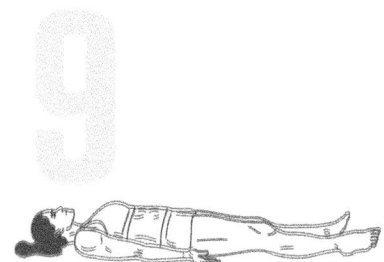

93 Haut & Bas

Mélanger les exercices debout et au sol n'est pas seulement un défi pour les différentes chaînes cinétiques du corps, il entraîne également notre système cardio-vasculaire qui doit s'ajuster chaque fois que nous changeons de position pour tenir compte de l'attraction de la gravité terrestre et de la charge supplémentaire nécessaire pour faire circuler le sang dans le corps plus fort et atteindre les muscles quand on se relève. Cela rend *Haut & Bas* plus difficile qu'il n'y paraît.

Objectif : Force & Tonification

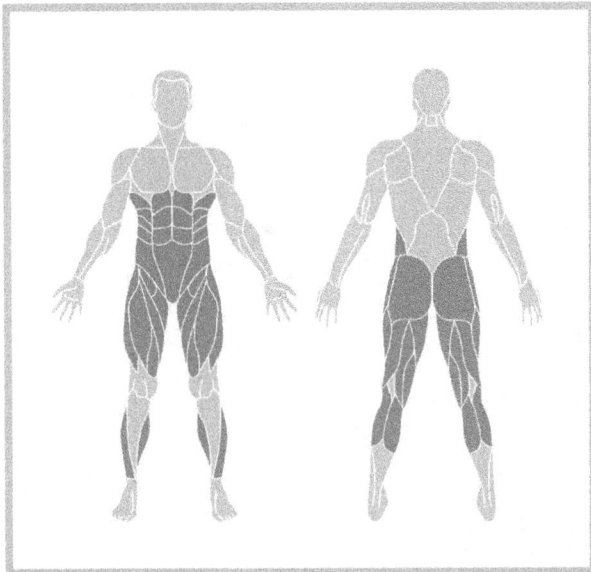

Haut & Bas

DAREBEE ENTRAÎNEMENT © darebee.com

NIVEAU I 3 séries **NIVEAU II** 5 séries **NIVEAU III** 7 séries **REPOS** jusqu'à 2 min

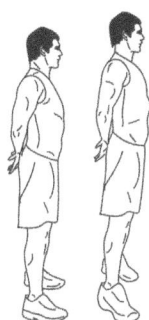

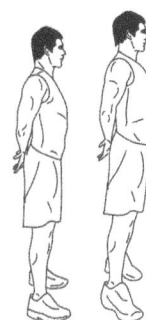

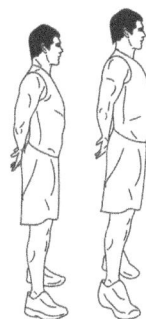

5 talons levés   **5** squats   **5** talons levés

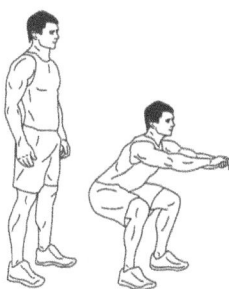

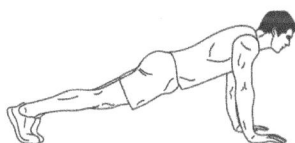

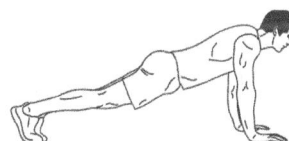

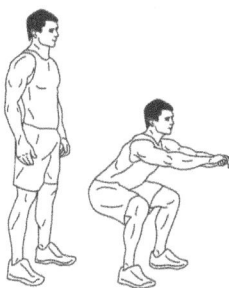

10-count planche   **5** talons levés   **10-count** planche

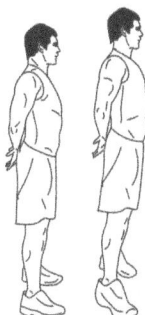

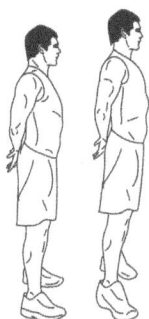

5 talons levés   **5** squats   **5** talons levés

10-count = "en comptant jusqu'à 10"

94   Force Des Tendons

L'entraînement de force des tendons du haut du corps vous aidera à développer la vitesse et la puissance des mouvements du haut du corps. Ce n'est pas un entraînement lourd, il devrait donc être celui que vous devez faire aussi souvent que possible afin de réaliser les changements structurels nécessaires dans les tendons.

Objectif : Récupération

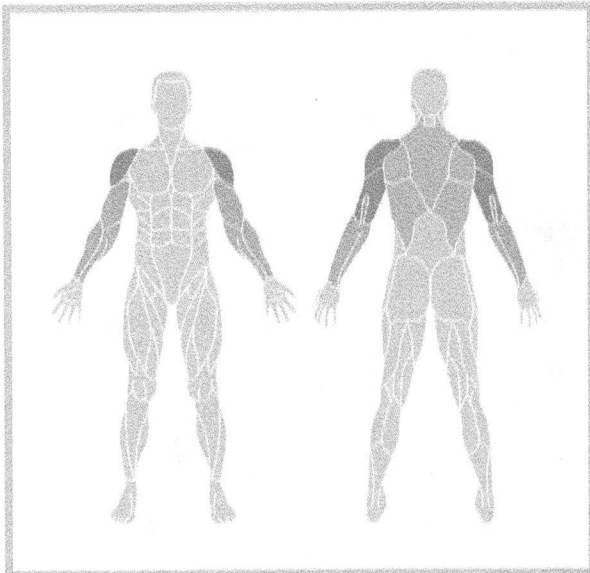

FORCE
DES TENDONS
HAUT DU CORPS

DAREBEE ENTRAÎNEMENT © darebee.com

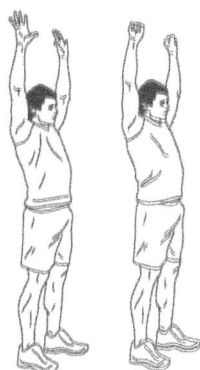

30sec serré/desserré vers le haut

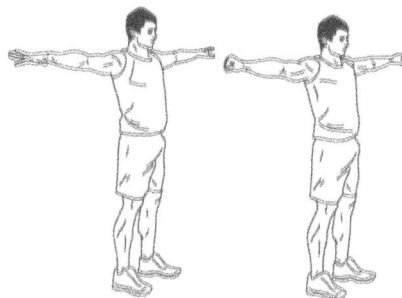

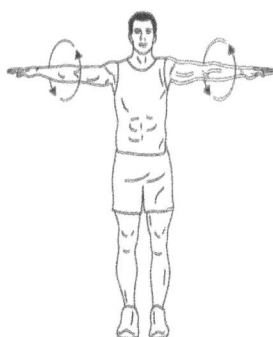

60sec serré/desserré de côtés

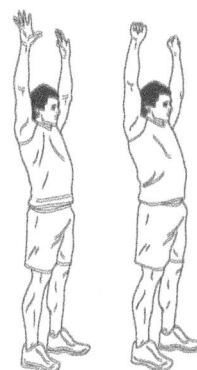

30sec serré/desserré vers le haut

30sec cercles de bras

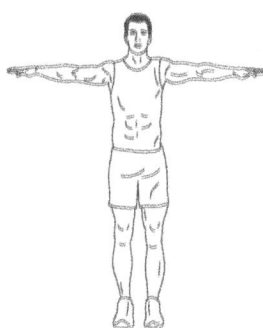

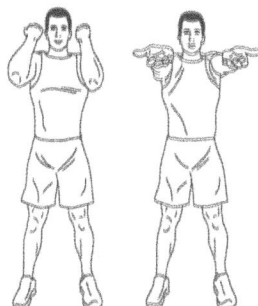

60sec maintien

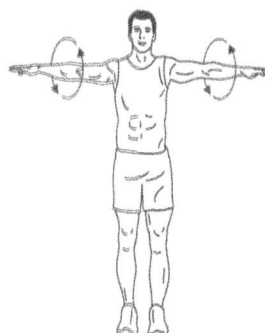

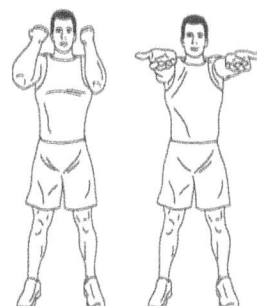

30sec cercles de bras

30sec extensions biceps

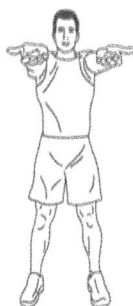

60sec maintien

30sec extensions biceps

95   Ce Qui Ne Me Tue Pas

Vous vous demanderez comment est-il possible qu'un entraînement intitulé *Ce Qui Ne Me Tue Pas* ne soit qu'un entraînement de difficulté de niveau deux? La réponse ne se trouve que lorsque vous atteignez la septième série du niveau III. Essayez-le !

Objectif : Brûle-Graisse

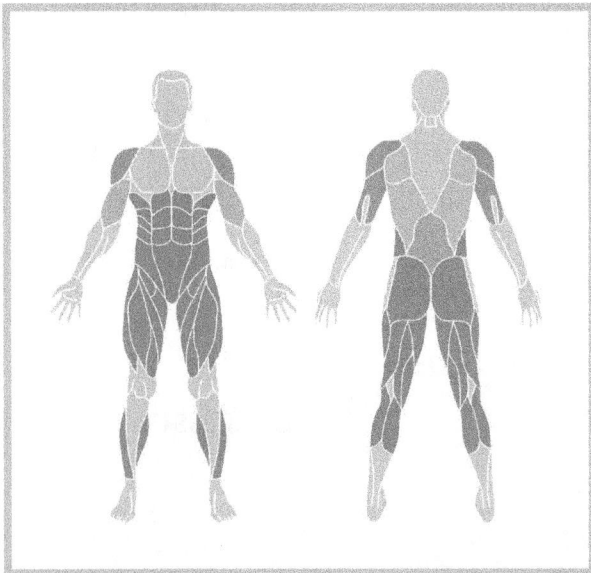

CE QUI NE ME TUE PAS

DAREBEE ENTRAÎNEMENT
© darebee.com
Niveau I 3 séries
Niveau II 5 séries
Niveau III 7 séries
2 minutes de repos

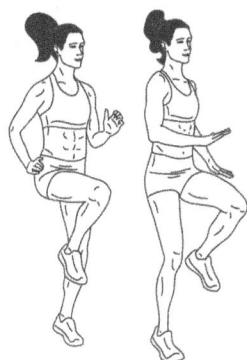

20 levées de genoux

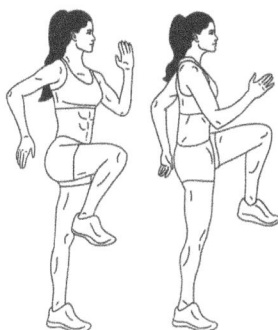

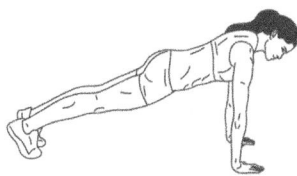

20 pas de marche

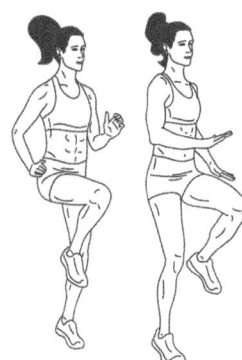

20 levées de genoux

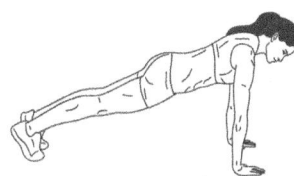

20 toucher-épaules

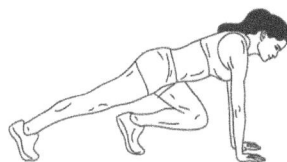

20 grimpeurs

20 toucher-épaules

96 Entraînement Que J'ai Promis

Vous vous souvenez de l'entraînement que vous avez promis à votre corps de compenser toutes ces fois où la vie a gêné l'entraînement et l'exercice? Eh bien, cet *Entraînement Que J'ai Promis* est exactement celui-là. Il est conçu pour être léger et rapide, augmenter votre température corporelle, vous mettre dans la zone de transpiration sans vous épuiser ou vous pousser aux limites après quelques entraînements manqués. Le résultat est quelque chose que votre corps aimera, vous fera vous sentir bien et il réveillera tous ces attributs fondamentaux de la forme physique qui attendaient ce moment pour prendre vie.

Objectif : Brûle-Graisse

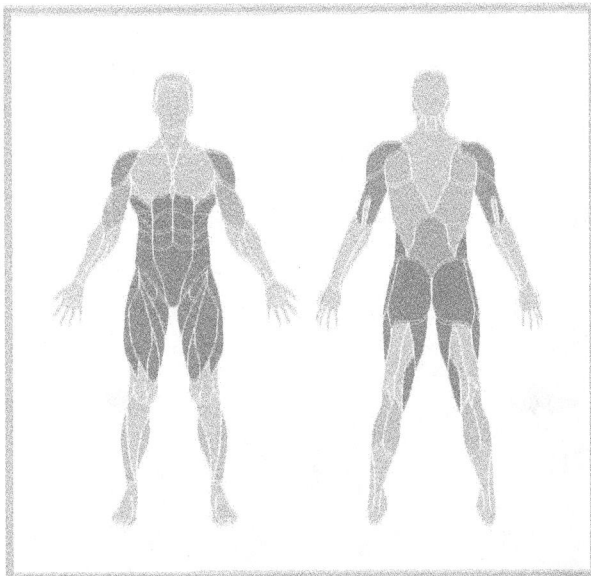

ENTRAÎNEMENT
QUE J'AI PROMIS

DAREBEE ENTRAÎNEMENT © darebee.com

NIVEAU I 3 séries **NIVEAU II** 5 séries **NIVEAU III** 7 séries **REPOS** jusqu'à 2 min

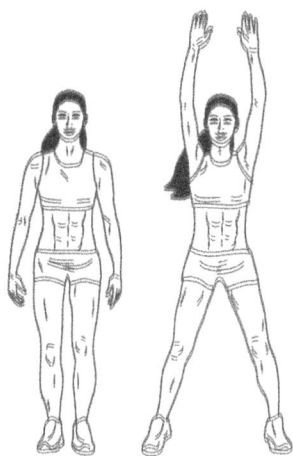

20 jumping jacks

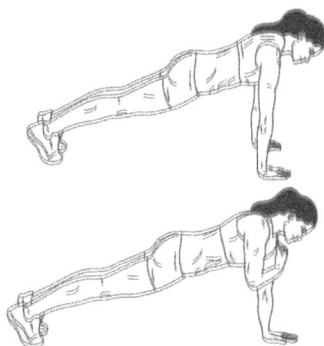

20 toucher-épaules

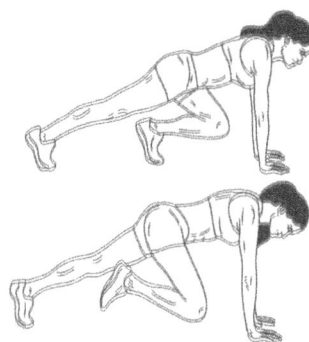

20 grimpeurs

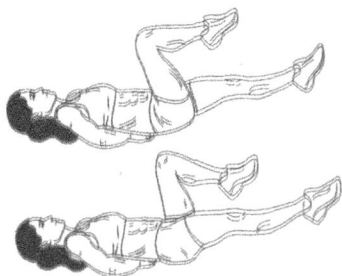

10 crunchs air bike

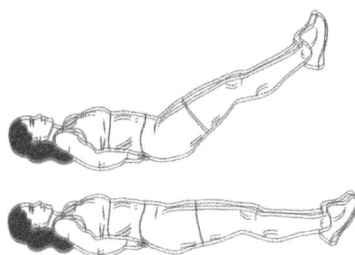

10 levées de jambes

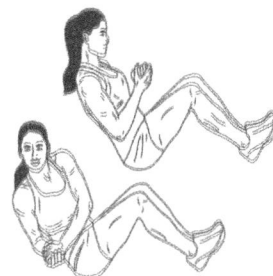

10 rotations russes

97 Tout Arrive Au Bon Moment

Les entraînements pour tout le corps sont d'excellentes activités qui font gagner du temps et offrent d'excellents résultats fonctionnels. *Tout Arrive Au Bon Moment* est un entraînement modérément difficile pour tout le corps qui cible pratiquement tous les principaux groupes musculaires. Le résultat est un entraînement qui vous aide à développer votre niveau de forme physique actuel sans épuiser vos batteries ou être incapable de passer le reste de la journée.

Objectif : Force & Tonification

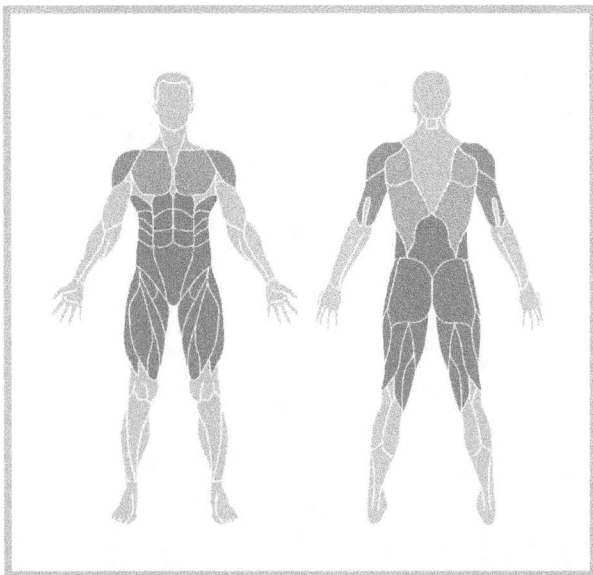

TOUT ARRIVE
AU BON MOMENT

ENTRAÎNEMENT DAREBEE © darebee.com

NIVEAU I 3 séries **NIVEAU II** 5 séries **NIVEAU III** 7 séries **REPOS** jusqu'à 2 min

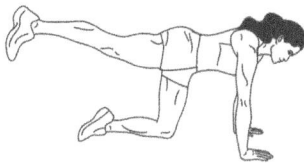

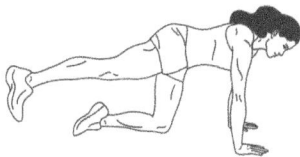

20 levées de jambe   **5** chien tête en haut/en bas   **10** extensions de jambe

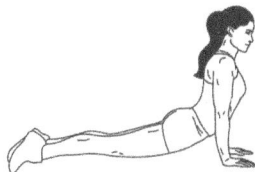

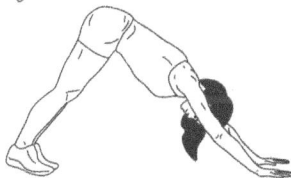

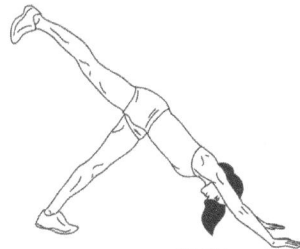

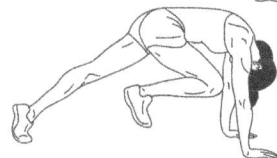

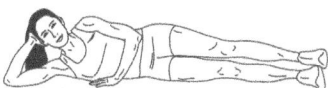

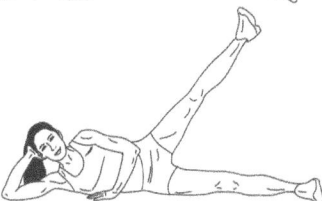

20 levées latérales
de jambe   **10** air bike crunchs   **10** crunchs

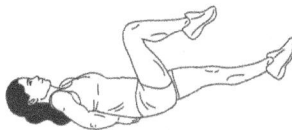

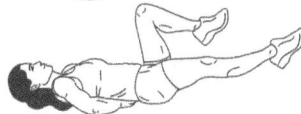

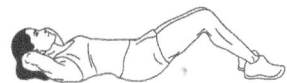

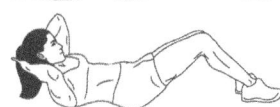

98 Ça Le Vaut Bien

Ça Le Vaut Bien est l'entraînement qui charge tous vos principaux groupes musculaires en utilisant une combinaison d'exercices de chaîne cinétique ouverte et fermée qui incluent à la fois le travail au sol et un impact élevé. Le résultat est que l'entraînement finit par être beaucoup plus difficile qu'il n'y paraît pour la première fois. Mais cela vous laissera vous sentir digne, c'est exactement pourquoi l'entraînement en lui-même en vaut la peine!

Objectif : Brûle-Graisse

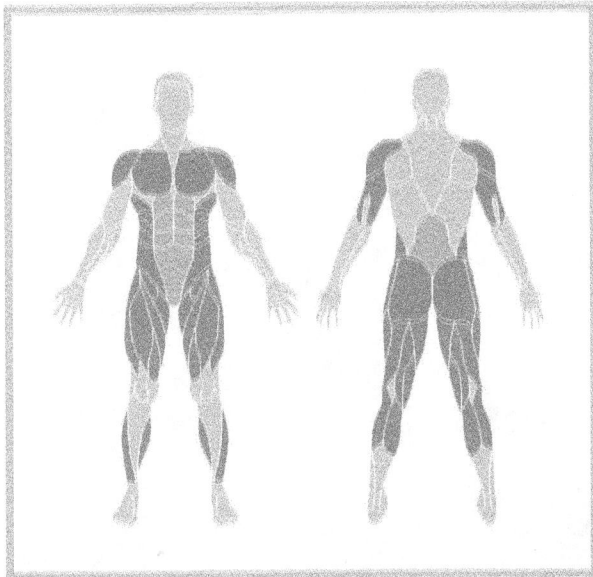

ÇA LE VAUT BIEN

DAREBEE ENTRAÎNEMENT © darebee.com

NIVEAU I 3 séries **NIVEAU II** 5 séries **NIVEAU III** 7 séries **REPOS** jusqu'à 2 min

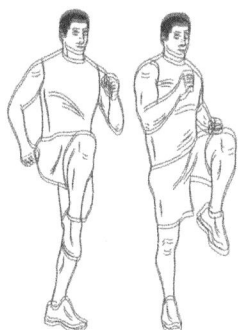

20 levées de genoux

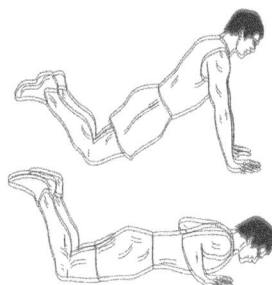

4 pompes genoux

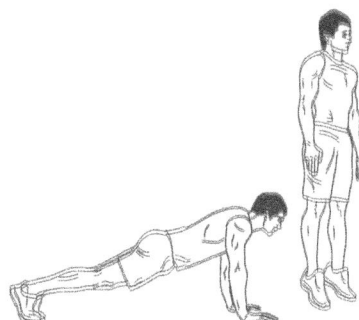

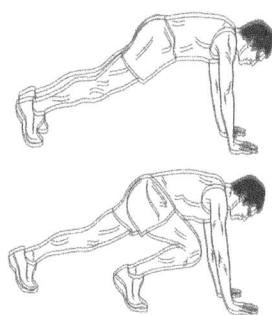

4 burpees basiques

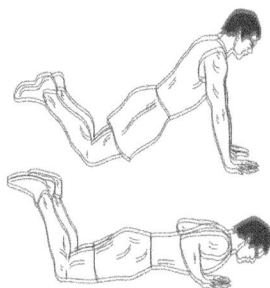

4 pompes genoux

20 grimpeurs lents

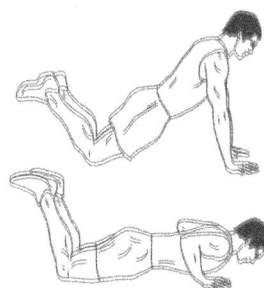

4 pompes genoux

99 Lutteur

La lutte est une activité qui utilise au maximum la force du core et des tendons du corps pour que vous sachiez que l'entraînement *Lutteur* va charger votre corps, tester sa solidité fasciale et vous forcer à monter de niveau en recrutant autant de groupes musculaires que possible.

Objectif : Force & Tonification

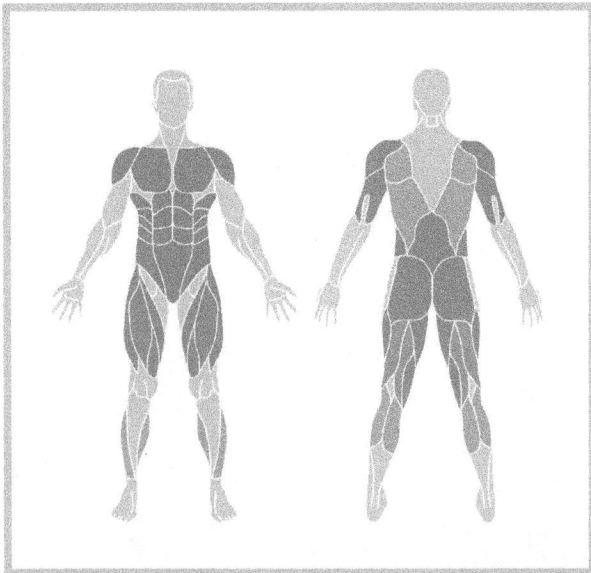

LUTTEUR

DAREBEE ENTRAÎNEMENT © darebee.com

2 minutes de repos entre les exercices

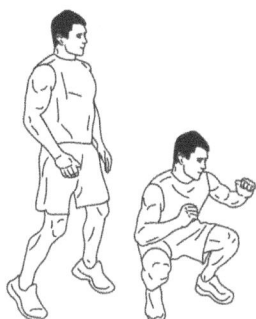

20 squats
x 3 séries au total
20 sec de repos
entre les séries

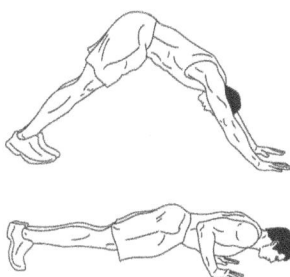

20 pompes judo
x 3 séries au total
20 sec de repos
entre les séries

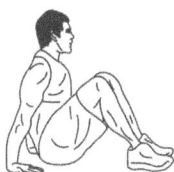

20 ponts complets
x 3 séries au total
20 sec de repos
entre les séries

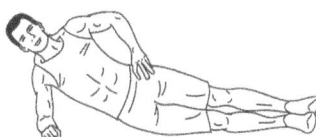

20 ponts de côté
x 3 séries au total
20 sec de repos
entre les séries

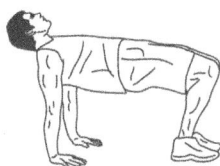

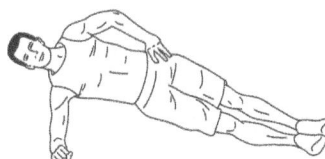

20 levées de jambes
x 3 séries au total
20 sec de repos
entre les séries

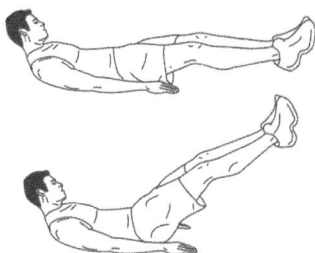

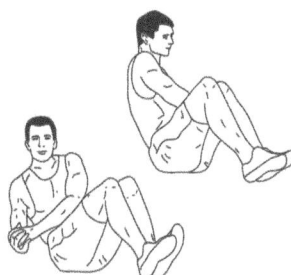

20 rotations russes
x 3 séries au total
20 sec de repos
entre les séries

100　Zen

Un entraînement qui coule, laisse vos muscles, tendons et ligaments s'étirer et se détendre et détend votre esprit ne peut être appelé autrement que *Zen*. C'est pour ces jours où tout est vraiment trop et il vous reste peu de jus dans vos batteries pour quelque chose de plus difficile. *Zen* est un entraînement qui vous aidera à vous recentrer et à vous sentir à nouveau plein d'énergie.

Objectif : Yoga

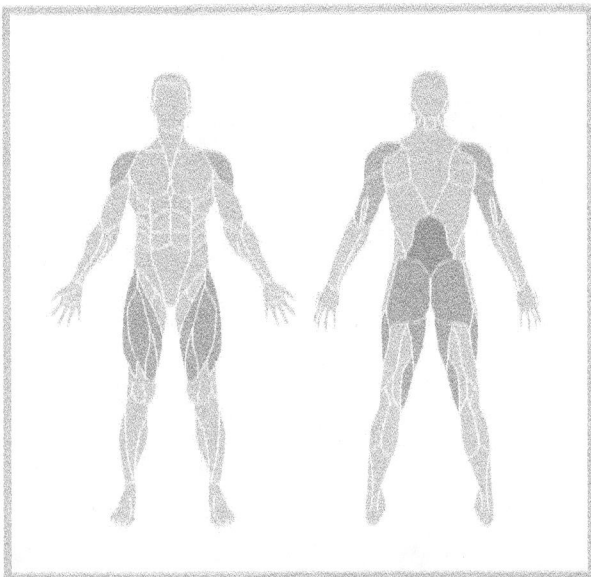

ZEN

DAREBEE ENTRAÎNEMENT © darebee.com
Maintenez chaque posture pendant 30 secondes puis continuez.

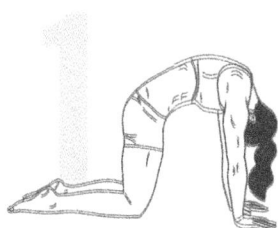

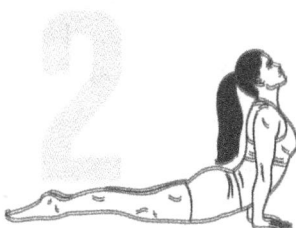

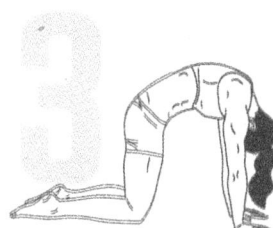

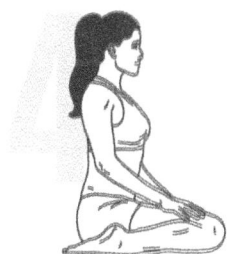

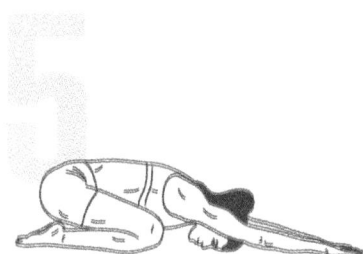

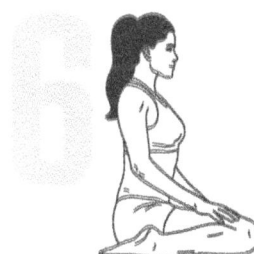

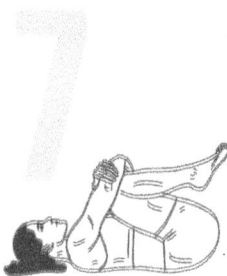

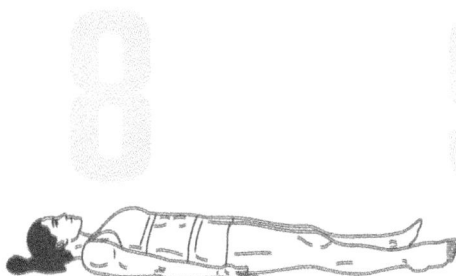

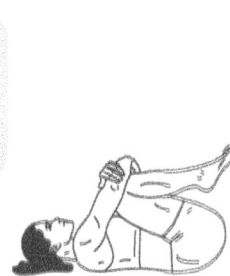

1 **2** **3**

4 **5** **6**

7 **8** **9**

LEXIQUE FRANÇAIS – ANGLAIS UTILISÉ DANS CE LIVRE

Abdo butt-ups	Butt-ups
Air bike crunchs	Air bike crunches
Balancier gauche-droit	Move from side-to-side
Barque	Hollow hold
Bascules sur les côtés	Side-to-side tilts
Battements de jambes	Flutter kicks
Boxe dans le vide	Shadow boxing
Bras écartés maintenus	Raised arm hold
Bras levés mains croisées maintenus	Overheaded arm lock hold
Bûcherons	Cross chops
Burpees / ou Saut de grenouille	Burpees
Burpees basiques avec saut	Basic burpees with jump
Cercles avec jambes levées	Raised leg circles
Cercles de bras	Raised arm circles
Cercles de poings	Speed bag punches
Chaise	Wall sit
Chien tête en haut	Upward dog
Ciseaux	Scissors
Ciseaux dynamiques	Scissor steps
Ciseaux rapides	Fast scissors
« Coup de couteau »	Knife hand strike
Coup de coude	Elbow strike
Coup de paume	Palm strike
Coup de pied de face	Front kicks
Coup de pied de face maintenu	Front kick hold
Coup de pied en tournant	Back leg low turning kick
Coup de pied latéral maintenu	Side kick hold
Coup de poing de côté / ou Backfist	Backfist
Coup de poing vers le haut	Overhead punches
Coups de ciseaux	Scissor chops
Coups de genou	Knee strikes
Coups de mains serrées	Side-to-side chops
Coups de pied de côté	Side kicks
Coups de pied lents	Slow front kicks
Coups de pieds sur le côté	Turning kicks
Coups de poing	Punches
Coups de poing en position assise	Sitting punches
Coups de poing jambes fléchies	Squat hold punches
Coups de poing sur les côtés	Side-to-side backfists
Coups lents	Slow kicks
Coups rapids	Fast kicks
Crunch maintenu	Crunche hold
Crunchs avec jambes levées	Raised legs crunches
Crunchs bras tendus	High crunches

Crunchs genou-au-coude	Knee-to-elbow crunches
Crunchs inversés	Reverse crunches
Crunchs rameur	Crunch kicks
Diver pompes	Diver push-ups
Essui-glaces en V	V-wipers
Etirement de l'aine	Groin stretch
Etirement des épaules	Cross neck elbow stretch
Etirement des ischio-jambiers	Leg to chest stretch
Etirement des quadriceps	Quad stretch
Etirement des triceps	Elbow stretch
Etirement du bas du dos	Hamstring stretch
Fente latérale maintenue	Deep lunge hold
Fente latérale orteils levés maintenue	Deep lunge hold (toes up)
Fentes avec coups de main	Lunge push strikes
Fentes d'archer	Archer lunges
Fentes latérales	Side lunges / Side-to side lunges
Fentes latérales rapides	Fast side-to-side lunges
Fentes profondes lentes	Slow side lunges
Fentes sautées	Jumping lunges
Fentes sautées altérnées	Split lunges
Fentes avec levée de genou	Lunge step-ups
Flexion avant debout	Gravity toe touches
Flexion avant en équilibre maintenue	Bent over balance hold
Flexion avant maintenue	Bent over hold
Flexion avec mains serrées	Arm grip stretch hold
Flexions du buste en avant	Forward bends
Genou levé maintenu	Raised knee hold
Genou-au-coudes	Knee-to-elbows
Grand écart latéral	Side split
Grimpeurs	Climbers
Grimpeurs lents	Slow climbers
Grimpeurs toucher-pied	Climber taps
Jambes levées en comptant jusqu'à 10	10-count raised leg hold
Jumping jacks / ou Sauts jambes et bras écartées	Jumping jacks
Jusqu'à épuisement	To failure
La centaine Pilates	Hundreds
Levée de jambes maintenue	Raised leg hold
Levées de bras	Arm raises
Levées de bras + jambe en planche	Plank alt arm/leg raises
Levées de bras à l'horizontale	Side arm raises
Levées de genoux	High knees
Levées de jambe en planche	Plank leg raises
Levées de jambes	Leg raises
Levées de jambes tendues	Stright leg bounds

Levées du buste	Sit-ups
Levées du buste avec coup de poing	Sit-up punches
Levées du buste papillon	Butterfly sit-ups
Levées genoux	Knee raise
Levées latérales de jambes	Side leg raises
Levées rapides de pied en arrière	Low back kicks
Lunges / ou Fentes	Lunges
Mains serrées en comptant jusqu'à 20	20-count arm hold
Marche avec torsions	March twists
Mi-flexions de genoux	Half windshield wipers
Mouvements de jambes sur le côté	Side leg swings
Pas chassés en mi-flexion	Half squat rows
Pas de marche	March steps
Planche body saw	Body saw
Planche dynamique vers fentes	Plank into lunges
Planche en comptant jusqu'à 10	10-count plank
Planche jambes écartées	Wide leg plank
Planche knee-ins	Plank knee-ins
Planche latérale	Side plank
Planche latérale bassin levé	Side plank raises
Planche latérale en étoile	Side star plank
Planche latérale toucher-genou	Side plank knee taps
Planche pieds écartés/serrés	Plank jacks
Planche basse	Push-up plank
Planche sur les coudes	Elbow plank
Planches avec rotations	Planks with rotations
Planches dynamiques	Up and down planks
Pompes	Push-ups
Pompes avec crunch de côté	Side crunch push-ups
Pompes Dragon	Dragon push-ups
Pompes dynamiques vers fentes	Push-ups into lunges
Pompes jambe levée	Raised leg push-ups
Pompes lentes	Slow push-ups
Pompes mains décalées	Staggered push-ups
Pompes pieds croisés	Stackedfeet push-ups
Pompes prise large	Wide grip push-ups
Pompes prise serrée	Close grip push-ups
Pompes rapides	Fast push-ups
Pompes sautées	Power push-ups
Pompes toucher-épaule	Push-up shoulder tap
Pompes triceps	Tricep push-ups
Pont sur le côté	Side bridges
Ponts	Bridges
Ponts complets	Full bridges
Ponts jambe levée	Raised leg bridges

Ponts sur une jambe	One legged bridges
Position en équilibre	Balance stand
Position en étoile	Star hold
Relevées	Get-ups
Rotations du bassin	Half wipers
Rotations en planche latérale	Side planks rotations
Rotations latétales de bras	Arm rotations
Rotations russes	Sitting twists
Saut de côté	Jump to the side
Sauts écarté-serré	Half jacks
Sauts en squat	Squat hops
Sauts en frappant les talons	Hop heel clicks
Sauts groupés	Jump knee tucks
Sauts hauts en frappant les talons	High jumps with heel click in the air
Sauts sur les côtés	Side-to-side jumps
Sauts toucher-pied	Toe tap jumps / Toe tap hops
Squats sur place	Split squats
Squats / Flexions de jambes	Squats
Squats sautés / Flexions sautées	Jump squats
Sortie en planche	Plank walk-out
Sortie en planche + toucher-épaule	Walk-out + shoulder tap
Talons fesses	Butt kicks
Talons levés	Calf raises
Torsion du buste	Side chop / Twists
Toucher-cuisse	Thigh taps
Toucher-épaule	Shoulder taps